思想觀念的帶動者
文化現象的觀察者
本土經驗的整理者
生命故事的關懷者

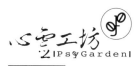

心靈工坊 之[PsyGarden]

Master

對於人類心理現象的描述與詮釋
有著源遠流長的古典主張，有著素簡華麗的現代議題
構築一座探究心靈活動的殿堂
我們在文字與閱讀中，尋找那奠基的源頭

動勢，舞蹈治療新觀點

Dongshi, An Innovative Dance Movement Therapy Approach

李宗芹 ——— 著

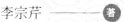

目 錄

【推薦序】

身體但沉默，無聲納諸境：談動勢的洞識

林耀盛／台灣大學心理學系教授

　　想像我們進入受苦現場，彷彿翻閱不同語言的辭典，嘗試傾聽但發現的只是沒有太大關聯的詞句，無法以全知的方式理解受苦語言；或像是踏入一個巨大的圖書館，這個圖書館包括了受苦個案所有的語言作品、生命經驗記事本，或是個案自己的文選；這可能是精心考量後的選輯，也可能是隨意塗鴉之作；或者像是遁入夢語、語誤、症狀，或是無以理解的雙重用語處境裡。此刻，我們熟悉的語用系統失效。我們過往在智識思考系統的訓練下，往往過於目標導向地進行所謂的心理病徵觀察，忽略了個案之所以來到治療現場，是一種具身性（embodiment）的經驗展現。以比喻的方式來說，是身體島嶼在異質拓樸關係下，面對各種潮汐波瀾或強風暴雨侵襲洗禮下的身體情感展演，身體是負載著生命銘刻經驗的具身現象場，

不是一種軀體官能論的分隔界線。

　　李宗芹博士以三十多年投入舞蹈治療領域所開創的動勢身體，無非是在我們既有的認知旨趣模式下，帶領讀者前往實踐旨趣的身體、心理、自我和他者互為溝通理解的場域裡。這本李博士的新書《動勢，舞蹈治療新觀點》，主要的立論基礎是場域論或場地論所構成的完形觀點，透過身體的移動、溝通、位移、轉化的越界過程，無非是帶出我們在一般心理治療過程中較為欠缺的身體工法。透過本書的觀點與案例，經由身體文法的描述與實作，也就成為認識存有的方式。相較於外顯的語法，動勢是一種內勢的存有。內勢的存有是一種潛在的、可實踐性的動能，須放到治療情節下揭露，也就是治療者／求助者建立一種獨特的關係品質，如此才能將關係構築（articulated）出來。

　　然而，關係構築的策略，涉及動勢的洞識。本書處理的主題，無非是把身體與心理融合，顯示身心一如，而非身心對立。本書彰顯的是一種認識論實踐的擷取／介入路線，其所引發之洞識（insight），就是一個理解的過程。亦即，本書是從身體的跨感官歷程來認識動勢身體，不是僅從觀看（視）角度著眼，這是本書的重要特色。

　　當然，這本書不是一本只談硬道理的書，更是有軟實踐的操作，讀者可以經由本書的案例取得具身性經驗。讀者進一層閱讀，可知本書提出之動勢場觀點的兩個主要概念是「動勢」與「夢影像」，由此彰顯存有現象與精神分析的對話，而身體是對話過程中的重要介質。換言之，動勢概念所帶給我們的第一層洞識，是身體動作與情感語言的連結概念。以往治療歷程的主要元素是語言，但有時，個體的身體姿勢或身體意象，比聲音更富於變化，更富有表現力，在較少的時間裡能表達較多的內涵。過往的身心二元對立，認知與情緒處於個人機制系統裡，無法處理如此深刻性的身體動勢所涵蘊的情動性（affect）議題。

　　情動是非個人情緒的、非人稱的強度，指向「去影響與被影響」（to affect and be affected）的能力，強弱隨增隨減，是脈絡化效應，與傳統的內在認知歷程不同。進言之，情動指向身體進行感應（affect）和被感應（affected）的能力，是身體的行動、參與和銜接能力的加速度或減速度，更與生命力（vitality）或活力有關。因此，情動的轉向思想，喚起了被抹除歷史的身體感及其創傷性殘餘，更把思想帶往未來性，朝向無限開放的身體情動現象。這也是本書立論的視野，透過動勢的潛在可能性，是朝向未來而解構了蟄伏當下的身體「慣

性」，並建立身心的另一種連結。因此，解開了認識論領域界限的問題，帶出我們重新體認自身的洞識。

　　本書的第二層洞識，可以透過精神分析與存有性加以連結。當代日常生活裡的身體意識逐漸消弭，甚至可說是專業分工的結構之外被掃到角落的「殘餘」。重返日常世界意味著重新尋找這不斷被疏離異化的殘餘，發現當代社會生活的殘餘；同時，也意味著撕開實證框架遮幕，讓日常生活恢復其心靈奧祕的生產與再生產，也就回到海德格（Heidegger）提到的「強制置入」（Gestell）與「生發相成」（Poiesis）的論點。強制置入是採取預先訂製、設計的方式，透過高度的強制性，用人工的方式，將物的本性改變。透過本書提到身體動勢的洞識藝術轉化之道，從身體的受制性重返「生發相成」的現象還原過程，這是一種物自身展現的手工生成觀點，亦即身體能動性的創發開展的經驗體現。

　　進言之，本書清楚指出，動勢心理介入時涉及三個身體面向：「身形集中度」、「身體韻律密度」和「身體感覺強度」。如果把身體操演表意蘊含著這三個面向，我們可以將身體動勢化的介入過程，視爲一種自我作品的創作，創作的歷程如同精神分析式的治療，投身其中，造就一個書寫位置，就像

進入未知域的無意識，使我們在瘖啞、失誤或各種意外的拓樸空間裡，回向無意識主體對我們的後遺效應。但離開創作，彷如抽身精神分析的現場，離場的行動態勢，又可以使我們重新回到另一個自我，從更多重迂迴的、未盡的角度，探微自己。風風雨雨的眾聲喧嘩，自我的沉默不是聽不見，而是只有使自己安靜，才能聽見沉默。而身體的沉默透過動勢心理介入，無非是使我們洞識本書所引用之余德慧教授所提到的「心理的糾結會以某種形式與身體某種糾結平行發展，有的人是走身體路線的，以體療傷，在尚未突出意識被語言捕獲之前，許多悲痛貼附在身體裡。」以體療傷的實踐，動勢身體是朝向未曾言說的行進，刺穿未曾被思考之處，催出那還沒有顯現的潛能，使未被聽到的發出聲來。

　　以身為「渡」，透過時間渡過靜默，傾聽到存有的呼喚。心思如魔術、似幽靈。來去如風，騷動時間。心思跑在時間前面，重疊時間。時間經過了，身體銘刻著蹤跡。保存蹤跡就是重新留下痕跡，翻修古跡。本書提到的「夢影像」中的「殘片」特質，無非也是一種既是精神分析式的自我考古，又如蒙太奇式的建築工法般建構新自我。但這樣的不同心理遺跡的自我，承載著個體生命經驗身體感所演繹出來的情動語法，透過身體

動勢的展演解讀，無非也是當代追尋自我內在心靈深處的回歸。目前書市充滿各種療癒系作品，但本書顯示動勢其實是一種身體「形」與「勢」的傾聽，傾聽身體的沉默，沉默的身體是探詢語言本源處經驗的可能性。沉默不是一言不發，不是簡單的無話可說。在這種沉默中，不是內無一物，而是充滿了張力的期待，等待著語詞的破曉時刻。本書末清楚揭示：「身體的感受和語言的表達，看到當事人的『陰影』，透過言語的探針，使其得以光照，而使人對於自己有不同的詮釋與觀點。」由此，這不是一種簡單的療癒層次，而是深刻性的自我創造轉化經驗。相信讀者透過本書的引入，能夠體會這本作者在豐富實務經驗奠基下的收成之作，是具有獨特性、深入性的體驗位置。

　　當然，這些文字都不足以展現身體能動性，我們往往在自我探詢的路上躊躇不前。目的雖有，卻無路可循。我們稱之為路的無非是躊躇，卡夫卡（Kafka）如是說。我們，不免也有身體的躊躇。那麼，就放鬆地、舒展地跟著李宗芹老師的步伐，一章一章閱讀，一步一步舞動自我，身體展演時，躊躇已止足。彼時，我們，也就更靠近動勢存有的各種可能性，深度挖掘心理痕跡的潛義，使人們無形中隱藏、壓抑的故事「現形」。

　　身體但沉默，無聲納諸境。

致謝

　　我深深感謝在這本書中出現的案例,他們讓我看到身體是能帶著我們前進與轉變的,為保護他們隱私,書中案例皆為化名。

　　本書部分章節改寫自博士論文,在此向當年亦師亦友的小余(德慧)、老宋(文里)、大木(鍾明德)、龔卓軍、姜忠信、老夏(林清),以及輔大同學們實際的參與實驗,還有明鴻、為晨、環瑜協助整理文稿,在此一併致謝。

　　真心感謝這幾年在動勢舞蹈治療概念與運作基礎上繼續在更大的範圍從事研究與應用的政大同學們,我在他們身上看到希望與美麗的未來,謝謝你們這一群寶貝學生,限於篇幅,恕不一一列出。

　　感謝心靈工坊的所有朋友們,在你們的用心、細心、耐心之下,此書得以與讀者見面,謝謝你們!當然,限於個人才識學養,此書有不足之處,尚祈指正是幸!

李宗芹 2018 年

楔子

　　從事舞蹈治療，數一數，也三十幾年了。

　　生命的歷程中總是經歷著各種磨練，在人生旅途，我常見識人們想法的差異、內心的光明與陰影、心靈的富足與缺乏等等，然困頓之際，我心中總有一股支持的力量，那是父母家人的愛，以及那兒時的青草、綠地、土坡、矮牆，飛舞的蜻蜓、蝴蝶。

　　生命的變動總在剎那。我遇見過的許多人，來來回回，生老病死中，或許感慨，或許悲傷；卻總是給予自己明天更好的期許。

　　身體有著深刻的力量，很多話即使沒有說出來，卻在身體之中，意有所指地慢慢流洩。我感受到了專屬於我們文化的脈動，我瞭解那需要由本土發軔而出，於是，開始構思了這本書。

　　從小，我活潑外向，在父母的支持下開始學舞，因著各種機緣，偶然倚著舞蹈的專業進入心理治療領域。我深深感激許多前輩在前引領與指導，讓我有機會從一個心理治療領域的幼

離開始，逐漸到現在，能帶領著無數人從身體中找回自己，認識自己，並將這一些珍貴的經驗結晶成書。

身體的潛力是無限的，許多時候，我們只是缺乏那樣的感受，那樣的思維，華人的文化總是框架住了我們對於身體最單純的感覺與表達。

動勢治療的核心是「不像樣的身體」（或稱變為〔becoming〕的身體），想要讓一個人脫去他在生活中所受到的文化禁錮，重新傾聽自己內心的聲音，找到、並接納自己的樣子。無須隱藏、無好壞對錯之分，留存的是自己是否好好的面對自己的一切。

「那，總有一片草原，等我自在地徜徉。」

小時候的景象總歷歷在目，而在我的心上，總有一片蓊綠等著我跑跳坐臥，那是一個人單純卻如此真實的需要，但很多人卻遺忘，或從未認真感受。

本著一顆初心，希望更多人因動勢的理念，單純地透過身體，靠近自己的內心，接納自己。我總是相信，願意學習好好傾聽身體、對待身體，也便能夠好好對待自己的生命。

【前言】
從舞蹈治療到動勢舞蹈治療

　　「舞蹈治療」的特色是透過舞動身體的方式，讓身體與心理感受產生連結，彼此對話交流，獲得身心的成長與整合。

　　此專業自一九五○年開始發展，一九六六年美國舞蹈治療協會成立時，「舞蹈治療」（dance therapy）的定義爲：「使用舞蹈幫助人們生理與心靈的統整」。然而這個定義讓它在發展過程中面臨到不少的難題。

　　其中一個是命名的問題。因爲「舞蹈」這個詞引起人們各自對於「跳舞」的想像，總以爲要學習舞步、要表演，或是認爲跳舞本身就能帶來治療效果，都是常有的誤解。於是一九七二年，美國舞蹈治療協會調整名稱，在「舞蹈」後面增加了「動作」，全名爲「舞蹈／動作治療」（dance/movement therapy），並更動其定義爲：「以動作爲過程的心理治療方法，可促進個人在情感、認知、社會和生理的整合。」在這個定義中，強調動作，也就是即使不跳舞，只要仍有身體動作，

一樣能在舞蹈治療中尋得表達的機會。

　　個人以爲，無論是「舞蹈」，或是在後面加上「動作」，都改變不了「舞蹈」一詞對不同的人所帶來的想像、困惑與限制。大英字典中對「舞蹈」（dancing）的定義爲：「身體有節奏的動作，通常會出現在一個特殊的空間，並伴隨著音樂，這些動作的目的是爲了表達一種想法、情緒、釋放能量，或從動作獲得樂趣。」在國語辭典中，對「舞蹈」的基本意義爲：「在時間和空間的定位中，有結構、有韻律的運動」。依此定義，那麼在舞蹈治療中創造性身體律動（creative movement）、眞實動作（authentic movement）所必然經歷的過渡階段，即身體的「去形」（de-forming）和「再形」（re-forming）的歷程，就被排除在這個名稱的指涉之外了。

　　事實上，與舞蹈治療有關的是透過身體表達自我，只是，許多人把舞蹈治療跟學習特別的舞蹈技術、要跳什麼舞，都攪拌在一起了。爲了避免誤解，故近十年，我用「動勢」（Dongshi）一詞，涵蓋身體表達的動作。個人以爲身體的姿勢、體態、律動，傳遞著每個人的狀態，即使不跳舞，靜止不動、呼吸時，也是一種「動態」的存有，也有其「勢」（potency或tendency）。

　　提出「動勢」，也希望由此連上我們的身體文化脈絡。舞蹈治療萌芽的年代，強調現代舞的自由舞動與勇敢表達自我的精神，這種方式與我們在台灣或華人世界中的身體實踐方式是不同的。我們通常需要先跟彼此熱絡、熟悉後，或是期待先有具體的基本學習之後，再行自由表達，以避免尷尬。因此，我們透過動勢的工作方法，讓個人在所屬的文化脈絡下把身體融入生活，創造身體與自我內在的和解與連結，帶來實質成長。

　　動勢舞蹈治療對身體的引導，已不受限於傳統舞蹈治療採用的現代舞的方式，而是納入多元的身體運作，稱為「動勢光譜」（詳第一章），以此協助人們在自己熟悉的身體姿態上面找到能安置心思與情緒的體勢，也就是以「身體」協助人們將自己「掛」在當時需要的身體動作上。

　　在身體動勢的結構下去認識個案，那麼即使是東一塊、西一塊不完整地展現自己，我們也能以動勢三面向（詳第四章）來貫穿，並跟言說相輔相成（詳第六章），再造自我。用這種觀點去看，我們會看到很多原本看不到的東西，而且各種各樣與身體相關的資料，都能成為治療師的資源，如此一來，就比較不會被概念與思考的框架所圍，截斷了身體表現的完整性。

***

本書將介紹我在實踐中所發展出的動勢舞蹈治療基本概念、工作方法架構，以及動勢心理介入方法。

第一章談身體動勢的基本概念、在「動勢」理論下所建構的身體觀，包含動勢與感覺模組、身體運作的關係。

第二章介紹動勢的理論基礎，詳細說明形成動勢場概念的兩個主要理論：其一，「動勢」與「夢影像」，以「夢影像」中「殘片」的特質，比擬舞蹈治療中身體的姿勢。其二，「動作姿勢蒙太奇」，「蒙太奇」原為藝術術語，概念是將不同的元素、風格拼湊在一起。

第三章介紹如何在身體動勢之中進行與掌握擷取介入的要素，包括：治療師如何看懂身體？治療師憑藉什麼，得以從身體中引動心理素材？

第四章，提出了動勢心理介入時的三個身體面向：「身形力度」、「身體韻律密度」以及「身體感

覺強度」。這些面向可為治療師進行動作擷取與介入時提供判準。要注意的是，在病理學上的症狀很嚴重的人，或是身體上過度自我防衛、固執者，自我流變的可能性低，較沒有空隙擷取與介入。

　　第五章介紹動勢場的工作結構與方法。工作方法有兩部分，第一部分是創造各種連結，討論治療師如何「進場」，利用場中的各式條件建立治療關係，並在過程之中讓身體「解形」或「不像樣」地自由表達；第二部分，動勢擷取與心理介入，則進入心理治療的層次。透過來回修正的過程與個案逐步接近，挖掘個案自身的感覺與經驗，勾連與引出個案埋藏於內在的心理素材，使個案有機會達成心理轉化。不過，實際運作上，第一階段與第二階段時常是無法明確劃分的。

　　第六章著重在語言與舞蹈治療的關係，包含：為何舞蹈治療需要語言？語言又該如何在舞蹈治療中應用？兩大問題都將在此章節獲得討論。帶領讀者了解動作需要言說得到意義。

　　這本書提出的動勢概念與工作方法，是我數十年作爲舞蹈治療師的自我反思。舞蹈治療師的技藝，身體的感應、表達與介入的能力，有著難以言明的底蘊，木人才疏學淺仍有限制，無法一語道盡。帶著眞誠之心與讀者分享交流，希望帶領大家回到身體的角度，在身體動勢中，開展出豐富、幸福的生命。

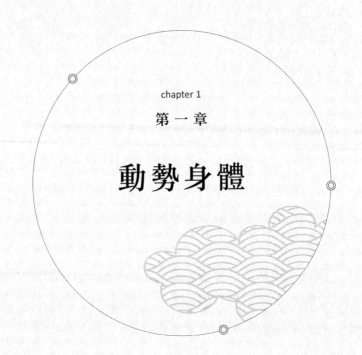

chapter 1

第 一 章

動勢身體

身之言

　　身處二十一世紀生活的我們，慣用了高科技通訊媒材，電子通信設備大大取代了人我面對面的溝通，網路上的往來也取代了直接而自然的情感交流，無形中讓人們逐漸忽略了一種來自身體的自發語言、直覺性互動與對自我真實性的連結。當我們手按觸著鍵盤、平板、面盤的同時，我們運用的「身體部位」強過身體整體。許多人們在「自拍」中追尋自我認同，用科技軟體中追蹤走路、跑步次數、管理飲食、睡眠，在許多數字堆疊的華麗之下，遺忘了身體最單純且深切的需要——被瞭解的需要。

　　當身體的操作性、功能性被強調時，身體也就便成了一個「物」的身體。因此，身體如同車子，壞了進廠保養維修，也可透過手術切割置換，進行整容。這些對待身體的方式可視為功能性（functional）的。然而，身體不止於「物」的層面而已，身、心從來都是完形（gestalt）或整體（whole）而一起存在的，我們的身體與這大千世界有著最直接的碰觸。每一天，我們靠著身體來知覺外在的世界與自己，在其中思想的、情感的、身體的記憶、當下的知覺等，都以某種方式勾連起來，進

而發生某種作用。就像我們在情緒上或生活上承受有形、無形的負荷，感到壓力過重時，壓力感不只是壓在我們的心頭，更壓在身體上。「壓力」不只是「生理事件」，也是「心理事件」。壓力的擠壓、形塑力量，最後產生了屬於自身的情緒感覺。因此，身體有一種能與內在心靈，與外物、環境和處境進行當下微調／變動的能力，這種身體能力暗示著我們可以透過其「動性」與「創造性」不斷去開展周遭空間以及自身處境。如果沒有這些心理狀態，也成就不了我們的「開心」與「悲傷」，我們的身體也將不具有情感性。

身體的變化流動與表情姿態會表現出我們的特質，反映著我們的心情與感受，而生命的動態便於此展開。「動身體」並不侷限於舞蹈，在日常生活中，與身體有關的活動比比皆是，儀式、慶典、遊行集會、舞蹈表演、武功拳術等，都是人們生活中常從事的活動與運動。儘管身體活動的「方式」、「目的」、「習慣」或「年齡」不同，且與身體關聯的方式皆有所差異；然而，身體作為自我和動作特性相遇的平台，具有承載與轉化的力量。這一些在身體上的運作，無論哪一種形式風格或運作技術，我皆統稱為身體「動勢」。

「動勢」這兩個字，出自老子的《道德經》：「虛而不

屈，『動』而愈出」；以及「道生之，德畜之，物形之，『勢』成之」（《老子》第五十一章）。我用「動勢」跳脫二元對立觀點，帶出個案的身體運作方式、身體感覺、身體與自我關係，以及與生活世界的關聯。循著身體脈動，找回最初的樣貌，照亮個人內在本體，導引合於「勢」之身形。

　　稱為「動勢」，一是因為身體時常以「勢」的方式存在，換句話說，它時常有某種隱約的感覺，好似在陳述些什麼，或時常有一個可能的動作方式在召喚身體不斷去實際模擬。「勢」就是潛能（potential），一種潛在可能性，是朝向未來而蟄伏於當下的，類似一種「發微」的狀態，雖然發展的圖譜或方式都未明，卻已經具有某種可能的傾向（inclination）。

　　其二是身體會說話，且鮮活展現自己，包括呼吸、講話速度、身體移動的方式、與人呼應交流的模式，以及動中身體的可能性與潛在動力狀態，甚至進行中的動作狀態的時間特性，都屬於身體的動勢。從身體的表現中，我們總能多多少少的捕捉些可能存在的心情和氛圍。就廣泛而言，身體不僅穿梭在生活各種現場的姿勢移動之中，同時在此動勢中開展出當下性。我們是以這樣的方式啟動生命的成長，也從身體經驗中建構自己的生活意義，並連結生活經驗。

動勢與自我之關聯

　　然而，身體被教導的經驗太多，社會規範的肉身化鑽入，入侵了人最本己的身體表達。譬如「學校」對身體的管教，坐好、安靜、不要講話、不要動來動去；「社會」對身體的健康觀，跑步、打拳、拍手功、笑笑功、健身房等運動，這一些對身體的限制或要求，讓我們尚未發展出自己身體的表達話語時，就被各種身體模式所接管，「人為」的肉身遠離了生命體自身的流動，與自己疏離（alienate）了。身處在都市文明中，我們身體的自然性、野性也被馴化、消磨。這些對「身體表達」的態度，使得我們習慣去評斷身體其健康／不健康、正常／不正常，而少了對自己身體的覺察與開展。若要貼近身體，最好先將原本腦海中對身體運作的規則和教條擱置，「儘量」貼近自身或留住（keep）自己身體當時的情緒感覺狀態：氣惱、緊張、苦悶、捲起身體、抓狂的躁動、唧唧喳喳不停說話、沉默不語、拒絕等，由此開始轉動困境。然而，這樣的做法，比較不是一般所熟悉的心理會談的程序與規則，而是依著現場動勢當下性的回應。因此在與個案的互動過程中，我們會更加重視當事人自我的能力，順導出他的情緒。

　　阿金開完會議，怒氣沖沖地來到治療室，他手指著治療師：「你說，情緒要怎樣調節，你說我要如何反擊……你告訴……。」究竟是遇到了什麼事情或衝突，讓阿金這樣生氣？一些治療學派會從瞭解事情如何發生來處理，然而舞蹈治療師會從身體上著手，可能引導他透過身體把生氣表現出來，把不舒服的感覺放出來，把不滿的話自在說出來……，在過程中同時進行情緒的紓解與事件的理解。這樣的方法，是用自己身體的展演來「吸收」自身當下的情緒與不舒服。許多心理工作者，包括朵莎美提絲（Irma Dosamantes）、甘德林（Eugene T. Gendlin）、賴希（Wilhelm Reich）、羅溫（Alexander Lowen）[1]等人，在治療的時候，會依著個案的當下情境，提供一個身體動作，在緩解情緒的同時強調身體感官的具現。這樣，不僅多了一個身心展現的平台，且因有身體的運作，而避免陷入了制式與重複，或是對身體的符號／症狀（semiotic）貼標籤。

　　這個方法，也是奠基於藝術文化與人本的理念，不從診斷、評量的角度去看一個人。任何一個人都可以透過藝術媒材來展現內在感受，發展其自身的創造性、想像與象徵[2]。於是，我們不僅透過舞動身體擴展我們的觸角，也讓躁動不安的情緒和陰暗灰色的感受與身體連結，讓身體成為載具，來接納

與涵容這一些經驗。隨著身體探索，帶來話語、互動、情緒、安靜等經驗的發生，逐漸地讓身體、心理發生質變。如此一來，便能從身體開闢一條探究自我的路徑，將「身體」中的愛恨情仇、衝突和矛盾感覺，重新打開，開展對話的可能。

　　各種活動身體的方式都可以嘗試體驗。我們可以由右邊到左邊、上到下，或左右斜角高低方向，或躺或站，在身體的層面上跟「自我」接觸。身體形構自我，沒有其它的事物比我們對自己的身體、表情、動作以及痛覺、觸覺這一些內在感覺更私人、更屬於自己的了。身體不但具有軀體的複雜流變，也在感知內涵之中進行重組。隨著自己的身體需要而動，想要開展緊繃的身體，可以試著讓自己像「貓咪」、「狗狗」、「毛毛蟲」、「飛鳥」般移動，在彈性動作中開拓新的身體樣態；或是隨著情感而動，並停頓於某個樣態。同時，也可以是小「嬰兒」的身體，被呵護、被關愛的身體，這都能提供一個新的機會，讓身體再度進行與自我的接觸。

　　在這過程中，我們不急著解釋，也不對身體的表現貼標籤，而是先給出開放的運作空間，以身體之力拉出一個可以與之呼應或結合的身體動勢。

　　在經由身體經驗到自我的同時，會感受到自己與動作之間

產生某些「關聯性」（relation）。此關聯性是在動作表達時所「連」上（make connection），卻原本就存在的心理元素，包括遐思、記憶、意象、象徵、敘事，這個「連」本身是創造性的。

連結的發生並不是在「計畫藍圖」上被設計好，或是在教導「基本動作」下而完成，也不是靠某種意志力來達成，身體與現場會生產什麼，是難以照著計畫走的，動作表達演變的進程無法被主導和控制，因為身體表現從沒有一種終極的模式，身體姿態的核心是變化的。

這樣的方式，能尊重個別的差異，讓我們看到各式身體所展現出的不同存在樣態，我們一方面能耳目一新地見證一個新的現象，另一方面也重新反省原先自以為是或習以為常的種種的不足和侷限性。

現場動勢

身體動勢的表達是一種流動，需有一個平台承接治療關係的未形成與治療契約的未至。承接之平台，可稱之為「場」。「場」的概念，出自於勒溫（Kurt Lewin）的場域理論（Field

Theory），他提出：「空間內的每一元素都是相互影響的，並非獨立運作。交互作用的過程中，會形成屬於此一結構的『場』。」[3] 延續場域理論的想法，我們可以將個體所處的每個時空都當成「場」（例如：一個教育場、一個治療場，甚至一個人，都可以是一個「場」）。這個「場」因為它所處的時空和環境而具有自身的條件，因此能獲得自身蘊生的可能性以及實際讓這些條件進行組構或聚集（assemblage）的方式，這些條件包括：當下的物理環境、心思、話語、活動、器物、氛圍、人的互動等所有可能的元素。可以說包括有機體身體上的（physical）、情緒感覺的（sensational）和回憶／象徵／聯想等意識／下意識（conscious / subconscious）的各種素材，這個場能夠承接、容納各種事情發生，也同時在這場中「讓……生成」。

「場」喻說著任何一個治療現場，好像有著自身孜孜不倦、勤奮工作的「機器手臂」，會自動自發、自然而然讓某些事物（屬於現場的具體條件）連結在一起而有所生產（就好像把它們夾進來或挪進這個場，並進行拼裝、熔接，或把它們全丟進鍋子裡像煉金術士那樣冶煉出意想不到的黃金來）。這個連結是因為治療師能夠在俱足的條件下穿針引線，在進行身體

運作的過程中與心理素材連結、生產、卸除或過濾等。這些事物與條件的連結並非標準化流程，也不是照本宣科、依照計畫藍圖去操作的治療現場。

　　利用現場的限定空間，運用身體引導的各種工夫，與人們的各種既有機制周旋、對抗，慢慢在過程中灌輸身體創造性，跟身體溝通，感覺身體各部位的協作。這些身體要素的理解，能使動作者（mover）得到培力。在動作過程中，不去想意義、不搞詮釋。最重要的是動作擴展中，讓自己的身體柔軟、心理有彈性，由此經驗新的可能性。這種療癒重點並不侷限在語言、詞彙上的轉化，而是涵蓋著身體運作期間，形構一個涵蓋身心聚集的一個全新的動勢場。

感覺模態

　　身心互為表裡，徹通人的內外。透過感知而生的言行實則是一種創造，呼喚本體的真實。尼爾（Paolo J. Knill）在感知互動模式（intermodal modal）理論中，指出所有的藝術在創造性過程中因為感官形式模組（modalities）不同[4]，而能帶給個體

在人際之間（interpersonal）、個人內在（intrapersonal）以及超個人（transpersonal）的層面轉化。「人際之間」導向社會化與自我實現，而「個人內在」指向了個體化與自我認識，「超個人性」則指向宇宙性與轉化。這個說法以個人為基本單位，區分出藝術治療所觸及的內、外、上三個範疇。

　　隨著科學技術的發展和生理學研究的深入，我們對身體的認識也越來越多，包括身體的平衡感覺、軀體感覺、肌肉感覺等等，或像是氣象員播報氣溫時不只說冷熱的溫度，還會提醒體感溫度多少。我們可以用「感覺模態」（modality）[5]一詞來指稱每一種藝術形式所獨有的感官溝通形式，包括聽覺、視覺、觸覺、動覺等，並讓這個詞的意義囊括更多層次：生物有機體的身體、屬物理性的官能、屬主體經驗的身感、屬主體經驗的心感。（圖一）

　　這個詞也能被用來指稱一般人在其特定日常身體活動中所鑄造出的習慣性身心體驗，譬如：「黑手」修理車子的身體，平時在車底鑽進鑽出，用肉體與汽機車等重型機械搏鬥，這一些活動鑄造了特定的「感覺模態」。然而，不只藝術家，每個人都有自己的感覺模態，它與身體慣性、知覺經驗、身感的質性與心感的境遇勾連在一起。而個案特定感覺模態一定有著身

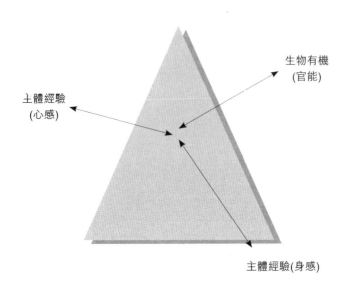

生物有機
(官能)

主體經驗
(心感)

主體經驗(身感)

圖一　感官身心互動示意圖

體外顯的部分，治療師透過對此的辨識與應用，得以開展動勢
介入的第一步。

身體動勢橫越

　　而在動勢場中，作為心理治療「介面」的身體，其力量會

發生在不同界域，包括：來自治療師和個案之間的動力關係、
屬於個案生命史中某些要素的擾動、屬於超越個案人稱屬性
（personal）而進入超個人領域之力量。我們可引用尼爾提出的
模式，幫助我們界定身體動作的不同界域，進一步能瞭解某個
界域裡動作的運作理路。也就是說，身體在「人際之間」這個
層面運作的「邏輯」（身體共舞、互動），很可能和「個人內
在」層面運作的「邏輯」（呼吸、冥想）不同，也就是「關係
建立」與「個人的察覺」在身體動作的方向大為不同。因此著
重於關係時，互動的動作就是一種主要的考量；然而，當我們
注重內在的覺察時，動作上則會專注於自身；注重超越性經驗
時，各種身體行動的鍛鍊則是會達到自我修鍊覺醒。

　　然而，舞動中身體的產生忘我感覺或肆意狂放，並不意味
著如此的感覺路徑必然持續。身體的動勢力量，能夠從一個動
作移轉到另一個姿態，或是橫越（transversal）某種情緒，轉換
到另一個情感表達。在某一些領域如舞蹈表演、宗教儀式，或
是武術，時常需要守住自身的疆界。即使有所交融，仍要在自
身的領域內強化其界域中的邏輯形式，以維持領域特性，而無
法單純讓身體力量在不同界域中流竄。然而身體作為「自我」
的表達樣式，會因人們情感狀態、表達能力之不同，而能在不

同的心靈層面相互穿越，或是席捲三個層面，讓它們可能同時
發生重疊與質變。[6]

　　意識慣於對事物進行劃分，如同人們很習慣去區分身體的
健康／不健康、正常／不正常，或者情緒化／理性的、工作
的／社會的、意識的／無意識的身體。我們會自然去定位並
填充一定內容，以確定彼此的關係，使能帶來一種穩定性。
我們想要身體照著思想給的指令，或者希望它照著分化的藍
圖去做，這樣子讓身體的世界宛如語言所構造出的星座圖
（constellation）。然而事實上是，身體會自行發出聲音，譬如
自發任意動作、狂野奔放、自由舞動等，我們會發現人們在某
一些時刻情緒激昂，在身體的動勢之中洋溢著活力，無預期地
引發了什麼，往往當下的表現與連結不是我們所能決定的。在
這樣的方式之下，我們發現身體會「打散」或者「搗亂」這些
意識的防衛。

　　身體動勢如溪水般沖刷我們的身體，感覺的流動讓我們突
破意識的設計，而卸下心房，減緩焦慮。於此之際，身體吸取
了新的經驗，「自我」創造性地出現。這個「自我的展現」是
一次蛻變與創造，在不同時間可能有不同的顯現，這說明了大
千世界裡，身體表現之多樣性，但它在尚未「成立」（stand

out）之前，需要身體的擴展與疏導，讓它在不同層面的橫越與
重整之中，生出一個新的自己。

動勢與身體運作關係與啟示

　　身體運作的方式因著各地身體文化土壤之差異，而有許多
種類，重點不是要學習這麼多種類的身體操作，但是要能看出
彼此差別，並能瞭解動作的表現形式會如何影響心理感受。亦
即，治療師要能對不同的身體動作具有敏感度，能體察到各種
動作的組合成分，以協助人們透過身體的運作與自我產生聯
繫。從長期的工作經驗中，我們可依照日常性到儀式性的向
度，將動作區分四種類別：儀式性舞蹈、表演性舞蹈、自由任
意舞動、健身功法（圖二），稱為「動勢光譜」。儀式性舞蹈
包含傳統的舞蹈儀式，身體是傳達聯繫的中介；表演性的舞
蹈，以藝術創作或表演為目標；自由任意舞動，依著當下狀態
去表達；健身運動以身體健康為目的。我們可以利用這四種分
類來瞭解人們的身體經驗，諸如他們曾經學習過的活動、喜愛
的身體運作方式等。在普羅大眾中，健身運動是最多人熟悉

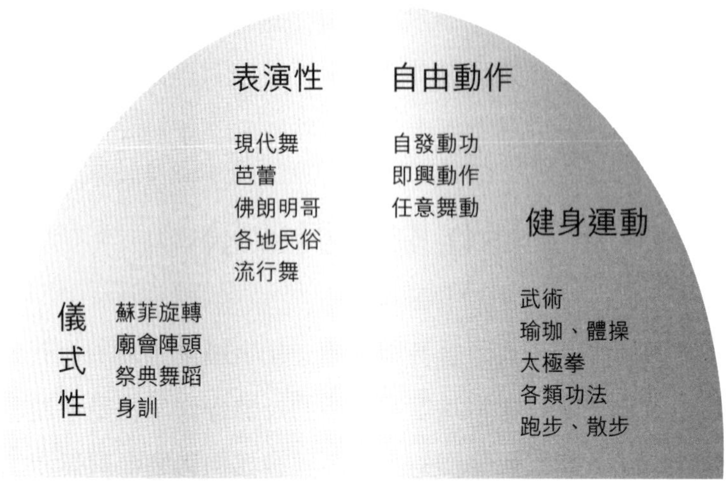

圖二　動勢光譜

的，表演性、儀式性舞蹈的從事人口相對較少。而我們提出身體動勢的概念，也意在鼓勵增加自由動作之經驗，加深自我覺察。

　　生活經歷不同，每個人來到治療現場時的身體表現也有差異，因此治療師須要對各種類型動作模式都有所瞭解。舞動身體是一個跨感官的過程，在一個人的生命發展歷程中，當某一類身體動作浮現得較為明顯時，其背景或脈絡亦在其中，換言

之，如果有某一特定的動作形式特別吸引案主投入其中時，治療師可由此瞭解與探詢這背後的種種。例如：有一位母親失去了丈夫與兒子，她飛到先生的故鄉土耳其，學習蘇菲旋轉舞（Sufi whirling）[7]，久久浸淫其中，兩手向旁側舉起，右手心朝上迎著天，左手心朝下映著地，人成了天與地之間相通的管道，開始旋轉。那一朵朵裙花遍地綻開，每一個旋轉的就像漩渦，她不停旋轉，生活在旋轉之中，旋轉成為她的歷程，這個動作的模式及她自身經驗的歷程，就像是一個依靠；她的感受與姿態、舞步有了聯繫，沉浸在感覺裡面，這舞姿幫她說了想說的話，心靈得到了支持。

這例子說明了，個案在動作之中進入的超個人的轉化，「既定的形式與結構」有如無聲世界的安全網，可讓人進入了一種「藝術性」、「神性」或「儀式性」的轉化過程，在某種程度保住了生命的「崩潰」與「垮台」。

結合外在的動作「形式」與「結構」的幫助是可行的，但問題在於，外在的形式能幫助到何種程度？前例中「蘇菲旋轉」的母親，她本身或許具有自我療癒的能力，因此能夠在其中得到轉化的力量，但也有些人，會耽溺於這種無需話語的時空，或是在既有的動作形式中尋尋覓覓，苦於找不到出路。

身體的過渡

　　人會在「形式」或「結構」中借用身體動作，以接近自己的感覺，或以此代表自己說出一些話語，這是一種類似於「仿照」（portray）的模式。表演或儀式中的身體，除了其原有的屬性與目的之外，在某一些時刻還是一個「過渡」，用德勒茲（G. Delleuze）的話來說，是一個「臨時的身體器官」。因為每一種動作形式的移動及伴隨的器官、骨骼排列與肌肉運作，都有屬於它自身的狀態，能對不同需要的人們提供某些「過渡」中的幫助。

　　在某些時刻，人們可以將自身的當下「寄託」在這種動作形式上面，好像有了憑藉一般。就像有些人會說：「我不會跳舞，我也不會動身體。」但如果給他一條毛巾，再給他幾個動作，拿著一條毛巾就會比空手容易表現自己；或者給他一台運動機器，他就可以在上面藉著器材而彎曲、延展身體。當有了操作方式，就有了能進入身體的體會。動作形式就像那條毛巾，手上有了東西才能運作，好像我們要依藉著什麼才能表現似地。因此動作形式不只方便學習，也是一種寄託。藉由固定的一套動作學習或是相同的模式，在形式與結構之中安放自身

的心理需要，就像是一種扶持作用（holding），此時的「動作形式」有如容器，得以安放一些感覺；或是有如繩索，像是提供一個「依賴」，可以使人能有一個方向，達到目的。

這也就是雀絲取向（Chacian Approach）[8]舞蹈治療師在開始的時候會使用道具、音樂等來增進場中的氛圍、增加玩興與樂趣的原因，這可以帶來一個暫時性的依靠。道具、音樂，就像老師手中的筆，有些老師教學時手上要有東西才說得出話，筆不只方便寫，也是一種寄託。同理，有些人或許說：「沒有音樂，我不會跳舞。」有了音樂便有節奏律動，這身體比沒音樂時更容易表現自己。有音樂時，大家很容易隨著節奏舞動；然而，一旦音樂停了則容易出現沉默，使一種律動的「場」消失。音樂有韻律，每個人追蹤節奏，像是娛樂或慶典活動，節奏狂熱之時，我們看不到個人的身體韻律。至於道具就像是跳舞要用毛巾一樣，道具過多時，我們也就忽略了身體的不安與緊張

形式固定的動作有時是個方便門，然也可能讓人因而沉溺於某種樣態；形式少的活動並不一定就優於形式多的活動，而是各有困難及益處。

動作為資源

在北美發展的舞蹈治療源自現代舞，自發性的創造與想像是舞蹈治療的基礎。然而，身體表達與實證研究的知識，難以放諸四海皆準，也離不開各地的身體文化脈絡。在我們這兒，群體運動的人很多，我們喜歡從有規則、有教導的活動先開始。58歲的春麗，診斷爲憂鬱症，她說：「你知道我不是憂鬱症，我是吃了太多藥，我的身體不舒服、腰痛、背痛、骨頭痛、全身無力、走一下路就累了，可是醫生都找不到原因、檢查不出來，我要健康，我想要動動身體才會健康，只要是運動或做什麼體操都好。」這個情形下，治療師引入「甩手通脈」的動作，當春麗把雙手舉到肩部高度然後往下甩出去時，這往下甩的動作也暗示著把煩惱甩掉，此時動作與內在感覺有了呼應。我們從案主所需要的，或所在之處開始，作出適宜的回應，展開體驗。

許多學者亦致力於說明身體運作與心理關聯。例如，哈諾的心理動能分類模式（psychomotor domain）[9]，依照運動生理學的觀點，依反射動作到神經肌肉協調，將動作作出六個分類，分別是：反射動作、知覺動作、體能活動、技能動作、娛

樂活動、臉部表情等。他將舞蹈放在娛樂範圍，非語言表情爲有意的溝通，這種分類的方式對於身體動作與自我的關係是薄弱的。另外，哥德柏格（Goldberger）[10]依照發展行爲學與認知心理學，將動作以環境參與程度區分爲五個階層，分別爲：反射動作、普遍性動作、熟練的動作形式、個體對環境的適應能力、擴展性動作形式。這五個階層如與動勢光譜圖做參照，可發現前兩項生理條件（反射動作與普遍性動作）不在光譜類別中；熟練的動作形式、擴展性動作或許與光譜的健身運動、表演性與儀式性的動作有一點接近，但是這五項對於身體與人的情緒、精神、情感的表達並無關連。

　　芬蘭學者傑歐夫‧路克（Geoff Luck）[11]從動作風格與人格的相關研究發現，精力旺盛者的身體移動向外，特別在頭跟手臂的動作比較是誇張的。比較神經質的人會強調他的手與腳一些很細緻的動作表現；容易贊同他人者的動作風格較平順，且喜好往水平式移動；心胸開放的人，他們的動作比較會有上往下的韻律性的動作；很認眞或盡職盡責的人，其較多圍繞是的空間移動。對照動勢光譜，這些身體的風格，像是各種不同的身體表達所帶來的特質。

　　身體與環境、生活文化是分不開的。舞蹈治療中的身體，

不會只有一種樣子，也不會有標準規範，任何一個人的身體，皆有其特殊的個人喜好，或是承接文化中的身體文化因子。我們對動作的接納度、廣度越高，愈能不執著於個人喜愛或熟悉的動作中。動勢光譜提供一個廣度的參照，助人工作者透過身體協助人們開展動勢時，將眼光放在動作類型中的共存的元素（情感的表現、身體部位的使用、身體力量的方式、身體的表達性），在既有的動作中拉出發展性與高度。譬如絢麗的國標舞，我們所看的不是跳了什麼舞步、擺了什麼姿態，而是對於關係的需求，或是有著「被看見」的渴望；在儀式性舞蹈中的身體運作，我們關注的焦點為內在心靈經歷到意識的轉化（the transformation of counsiciousness）¹² ，或是進入超個人經驗的體驗；健身運動類是大多數人都有的經驗，若在這時候覺察身體、擴展身體的經驗與內在感覺的連結，將能帶來全新的感受。

動勢治療的身體運作原則是「削減」，從其表達及所熟悉的方式掌握關鍵元素貼近，並辨識案主是否過於掌握形式，進而活化與釋放出來，跨越社會面或意識所定義的界域。治療師可以自行設計「動勢光譜」，發揮身體動勢的組合、替代與動作編碼的過程。

身體動作無好壞

　　動勢現場意味著透過身體創造出一個流動的、具有潛在可能性的場，藉由身體去創造與催化一個場，好讓人們進入自我「瞭解」、「療癒」和「轉化」。治療師是這個場的催生者、扶持者與見證者，引導人們回到當下的身體，在身體動作表達與心理之間有所對話。如果在現場的「模式」或「形式」動作使用過多時，極易成爲動作教學或團體活動，那麼人們的情緒、感覺極可能被包裹在「動作形式」與「仿照表達」之內。眞實動作舞蹈治療師懷特豪斯[13]曾說：「學習來的動作看不見眞實。」我想學習、表演的身體動作仍有它的眞實，只是在形式技術包裹下，會以形式結構替代感情，較難看到屬於個人的身體表達，以及內在的情緒狀態。我們要做的，是讓人們能在自己身體及其各種變化性中引發互動並彼此接近，進一步「穿過自我防衛」，在身體之中與內在取得聯繫。

▌註釋

1　Gendlin, E. T. (1978)The body's releasing steps in experiential process. In J. L. Fosshage & P. T. Olsen(Eds.)：Reich, W. *Character Analysis*. New York: Farrar, Straus & Giroux, 1949.

2　參見娜塔莉‧羅傑斯（Natalie Rogers, 1993）在《創造性連結》（*The Creative Connection: Expressive Arts As Healing*）書中寫道：「表達性藝術治療,協助人們在自由的藝術工作中接觸心靈的力量,以此自我成長。」

3　Lewin, K. (1951) *Field theory in social science : selected theoretical papers*, New York : Harper

4　保羅‧尼爾提出藝術的溝通形式（communication modalities）包含了舞蹈、音樂、美術、戲劇、詩歌、說故事等,其感官與溝通的形式不單呈現著感官多樣性,亦會影響知覺體驗的方向。（Knill, 1995）

5　感覺模態是由獨特的感受器所感知的性質,或由感覺器官傳遞一組性質上相似的感覺印象。感覺模態的種類很多、感受器的結構也各異,但運轉機制有其共同的原理。

6　心靈層面在主體與人際之間的交疊,參見Bolognini S.在Intrapsychic-interpsychic. *Int J Psychoanal*. 2004 Apr;85(Pt 2):337-57.

7　參考導演克勞德‧李路許（Claude Lelouch）之電影《偶然與巧合》（*Hasards ou coïncidences*）之劇情。劇情爲退休舞蹈家梅莉安（Miriam）,帶著孩子逛遊威尼斯,愛上了畫家皮耶（Pierre）。三人一起完成心願的旅程中,情人和孩子同時在海上遇難。女主角梅莉安拍攝兒子與情人未完成的心願……走訪皮耶故鄉土耳其,在舞蹈儀式蘇非旋轉舞中,她穿著白色長衣裙,不停旋轉……。

8　雀絲（Marian Chace, 1896-1970）,第一位舞蹈治療師,在1942年受邀至華盛頓特區的聖伊莉莎白醫院（St. Elizabeth's Hospital）,以身體舞動爲媒介,協助精神疾病患者抒發情緒。詳見《傾聽身體之歌》,心靈工坊出版。

9　哈諾（A. J.Harrow）將動作分爲不連續的六大階段。反射動作:指無需學習經驗,在一些刺激下會直接反應的動作,譬如姿勢體態的調整、屈伸動作,或是身體基本動作走、跑、推、扭、轉、抓、握等;知覺動作:是指感官知覺能因應環境做調整,譬如接投球、跳繩等;體能活動:指需要持續力以及身體的肌肉力量與身

體關節的配合者；技能動作：指特別的身體表演；娛樂活動：舞蹈、體育；有意的溝通：是指臉部表情及非語言溝通，見Harrow, A. J. (1972). A Taxonomy of the Psychomotor Domain. *A guide for developing behavioral objectives*. New York: David.

10　Goldberger, M.(1980). The Effects of Teaching Styles on Motor Performance, Self Concept, and Social Skill Development. MI: Institute for Research on Teaching, College of Education, Michigan State University, East Lansing.

11　研究人員從900人進行人格測驗，選出在人格特質者分數高的60名，從六種不同類型的音樂進行自發性動作表達，使用運動影像技術，分析舞蹈風格與人格特質的相關性。

12　可參閱Geoff Luck (2010) Effects of Personality and Genre on Music-Induced Movement, Luck, Geoff & Saarikallio, Suvi & Thompson, Marc & Burger, Birgitta & Toiviainen, Petri., Becker Judith 2004 Deep Listeners: Music, Emotion, and Trancing

13　瑪莉‧懷特豪斯（Mary Whitehouse, 1911-1979），依榮格「積極想像」（active imagination）（Jung, 1968）概念，引導身體擴大到所未意識到的心靈層面（陰影、個體無意識、集體無意識、原型意象），早期稱爲「深層動作」（depth movement）（Whitehouse, 1978：81），後經珍娜‧愛德樂（Janet Adler）改爲眞實動作，現統稱爲眞實動作。

chapter 2

第二章

身，如夢：

動勢心理介入的概念

動勢影像概念：身與我，如影隨形

　　舞蹈治療的發展僅短短幾十年，因此還保有相當程度的臨床現場特性，在理論的發展上，有兩個原因使它特別，一是因為它發跡於醫院中的精神醫學和臨床心理學領域，所以實務性很強，也就是它的「做」超出了「理論」；二是它在逐步發展中漸漸確定走向，最終才被確立為心理治療的一支。它時常援引心理治療和精神分析的觀點，以便於較適切地說明舞蹈治療中以身體協助心靈轉化的可能性，有時是作為後者的例示或體現（embodiment），有時則從身體實作中修正。

　　但無論何者，舞蹈治療的實踐應用性很強，臨床上發現，透過身體的「鬆動」容易解開防衛，使人能碰觸、感覺自己；在團體中也會看到在身體感覺的催化之下，一些害羞、內向的成員較容易開始勇敢表達自我，並在進行身體探索時，與人發展出互動關係。亦即，舞蹈治療總能將「語言無法企及的身體面向有效地突顯出來，也總能表露出一些身體的徵兆，等待釐清與探究。」

　　對於舞蹈治療師而言，身體的敏感度與直覺總能告訴他一些身體的表徵，治療過程中產生的「驚喜」時常是來自於舞動

中喚醒的心理元素，或身體元素與場中他者共創的「平台」。這代表著不同的交會，有如不同化學元素的碰撞與結合。兩個人，即便是一樣的動作技術，但在不同的個性、表達與動作組合之中，便會產生不同的火光。

治療現場中，我們別忽略了現象的流動變化永遠在發生，當把這些因素列入考量時，我們難以採用標準流程或是單一的理論、技巧或方法進行介入。俗話說：「其理一，唯運用之妙，變化萬千，存乎一心。」當我們使用各家心理治療的理論概念，或許確實有助於對身體表達的解釋；然而，重點是如何說明才能讓心理與身體這兩個領域變得可溝通，而不是單純「套用」心理治療理論，凌駕並覆蓋了原初性的身體表達。

如果任意套用心理治療概念，或是用「理論與應用的必然落差」、「理論取代不了實務」來對身體創造性與治療歷程的身體經驗自圓其說，這樣並無助於理解身體構成性在治療過程中的作用或力量。

關於如何從身體表達的角度出發，將每一次現場中可見可感的心靈領域、身體開顯經驗與意涵的構成等植入不一樣的觀點，筆者以「夢者作夢」為類比，提出「身體與夢影像」以及「身體姿勢蒙太奇」的概念，說明身體與心理素材之間整體性

氛圍的嵌合關係。以下分別敘述之。

理論之一：身體與夢影像

舞蹈治療師對於身體表達特別敏銳，因此，當我們說我們正在「看」眼前的個案時，事實上是一種「整體性的看」，在「攝受之中」感覺對方。這並不是說透過身體就能看到心理問題，也不是看了身體就知道個案的心靈狀態。當我們看著身體時，便如同在看一段動作的影像。在身體的影像中，我們可以獲得相當程度的切近性（proximity），並可對於身體的流動性有相當的領會；或者可以說，我們掌握的是身體時間流動所開展出的未來性──「潛勢」，而不只是當下狀態、無時間性的分析歸納。

傅柯認為佛洛伊德的《夢的解析》是一套「慾望形上學」[1]，換句話說，形而上、無蹤跡可循的慾望事實上會在「夢」和「身體」的介面上顯露其運作的痕跡，所以佛洛伊德發展出一套解碼或翻譯的原則，希望由此解讀力必多（libido）的運動方式及壓抑機制。而「動勢」的介入技術，即是使用「夢的解

析」的概念，我們以夢爲介面，並經由分析、詮釋，間接地影響或解放無意識的運動。佛洛伊德的理論是從病理學出發，以此爲基礎追溯記憶的一系列精神活動的運作，探究夢在裡面起的作用。他以「夢」爲顯露的材料，「釋夢」當成解除症狀的方法，眞正的目標是無意識的釋放或驅力的疏導，這是精神分析最後要抵達的目標。而我把「治療師看動作」比擬爲「釋夢者看夢影像」，對舞蹈治療而言，「身體」是能表達自我的，動作的出現如夢一般，帶給人身體感受上的衝擊，而且以情感、情緒、感覺與自我保持著關聯。

殘片，接合

正如我們所知道的，夢影像（dream image）常常以「殘片」的方式進行連結與生產。「殘片」指的是白日或過去曾經經歷的事物影像，它們不會原樣地重現一次，而是片段地、不完全地、局部地來到夢中。「殘片」之所以爲「殘」，在於它的「不完全性」，而正是這種活潑特性，讓夢可以隨時與下一個接上來的影像、念頭、感覺和記憶接連起來，生產出一個非現實的超凡體驗。許多白日不可能獲得的經驗，都可能在夢中

透過經驗的殘片以及殘片彼此的接合，帶來非凡的經驗。因此，我以「個案自身做動作」的過程，類比「夢自動連結生產」的特性。

時常，一個動作的出現，自然地勾引出了下一個動作，慢慢形成一組可以辨識的動作序列；反過來說，某一種動作的出現，如果沒有前一些動作的誘發，沒有一定時間歷程或運動量的鋪陳，該動作的出現或其出現時的狀況則會難以預料。這些都如同夢的生產與勾連方式。另外，夢的高度連結能力和動態性，時常超越意識的抓取能力之外，因此，人們夢醒後時常不記得夢境中發生的歷程。

動勢亦有這樣的特性，我們很難記得我們早上起來之後動作的順序，正如我們很難記得在即興舞蹈和自發、任意的動作中，動作的次第為何，當我們逃脫意識捕捉而跟隨著身體脈動的引導時，會發現其與自身的身體經驗產生了一些連結，譬如我們突然想到許久以前的某個身體的記憶等等，這種生產的能力與夢的自動連結生產特性，彼此接近。

非符號、非物

　　動中身體稍縱即逝，不易捉摸，面對這個困難點，治療師該如何去捕捉呢？使用擷取／介入（pick up／intervention）是一個方式，它可以協助治療師捕捉和留住身體流動中不易抓住的諸多特質。

　　動中的身體姿態（gesture）[2]具有自發性（spontaneity），某種程度又有所參照（referent）或有所指示；然而，我們無法將它等同於「物」（thing），也不能將動作等同於象徵或是具有特定意義的（significance）的身體符號（sign）如：潛水員在海底的非語言符號、錄影現場的特定符號、樂團指揮的身體符號、聽障人士的手語或芭蕾舞中的特定手勢等。

　　身體動作如夢，一個動作不只代表一種意義，而也不能武斷地指認某一個姿態與某種意涵的連結，它究竟代表什麼，事實上因人而異。身體的語彙以多樣性的方式發揮，在本質上具有不穩定與不確定性。某人可能帶著一種意圖去做一個動作，但另一個人即使做出相同的動作，卻會有著不同的感受與想法，這是身體做為「夢影像」的特質。

　　夢是不能立即被理解且不能再現的，因為再現的模式必須符合一些條件，而夢也通常會用事物（thing）的象徵（symbol）來表現；然而，特別有趣的是我們注意到某些個案的「夢者」會使用相同的語言、相同的象徵。基於種種的因素，我們很難在第一時間連結適當的象徵，同時再現之間所取代或再現的資源，為了「較趨近事實的理解」，我們需要使用夢的詮釋技術（Freud, 1901, p.682）。

　　夢中「殘片」的不完全性與生成性（一種傾向）可以被夢者感受到，而殘片間又能進行結合與生產。就像作夢或作白日夢一樣，夢不是你我可任意去「操作」的，它有它自己的邏輯。而這「邏輯」和身體的表現是接近的，並沒有任何公式可以輕易解釋。因此，身體的姿勢接近於夢的影像，在這一點上，當我們使用身體的動勢擷取以進行身體演繹的表達時，在這一點上與「夢」使用語言詮釋分析形成知識論，是接近的。

　　夢其實是醒過來才開始，是醒過來後說出來的話語。當我們在說、在描述夢的時候，口氣、語調、一

些誇大的感覺或是一種心理身體上的感受，這都屬於
夢的結構。說夢的時候涉及了說話者，當被說出來的
時候，沒有話語的「夢」轉成了一般的言談，成為話
語。經由說，我們才能聆聽而獲得自己的訊息，再去
分解、重組、否定或是揚棄[3]。（沈志中，2018）

與作夢的人進行類比，我們想突顯兩點：（一）對於眼前
的身體表現，我們要用身心的整體感覺加以體察，而不只是客
觀觀察。（二）當我們感受到「動作」的不完全性（殘片）與
生成性時，這或許也代表個案自身已經有了不同的可能性，是
可以進行後續發展的環節。在治療現場中，治療師看著眼前案
主動作的過程，可以類比爲在傾聽作夢的人描述自己的夢，此
二者皆爲自己所生產，並能與生產物產生對話關係。

身體夢影像掌握了身體時間流動的未來性，在這個基礎
上，可以進行後續的擷取介入，讓動者在身體動作力量的震攝
範圍中自行連結並提取更多與自己相關聯的無意識的內容。透
過此種邏輯來看動作姿勢，它不需要成為具有象徵意義、具有
完整性的故事，而可以說是身體的各種訊息（呼吸、臉色、神
情、姿勢、體態、聲音等）以及當下狀態的體現（拘束的、眞

誠的、不安的、慌亂急躁的、價值判斷的等的身體移動），
這些都在動勢中能找到立足之地，這是動勢擷取介入的理論
之一。

理論之二：身體姿勢蒙太奇

　　動作是一種影像，「擷取介入」則是一種捕捉、掌握動作
的方法，由此，我們便進入產生改變的歷程。當我們在治療現
場擷取動作並發展療程時，需要將動作凝固、重整、串聯，這
就如同蒙太奇[4]「剪接」流動影像時的邏輯。我們用蒙太奇的
方式過濾掉零散、雜亂的身體動作，把注意力專注於潛勢動
作，將其凝固、停格、強化，於此拉出脈絡。這個方法在日本
傳統歌舞伎（Kabuki）[5]的「見得」（mie）表現最為特出。
在演出的高潮中，演員會由極端的表現固定面部及特定的身體
情緒及姿勢，瞬間使劇場產生凝結的氣氛，以此提高情緒張力
（Klein, 2007）。這種有情緒性的「停頓」（pause），讓某種
情感成為可見的。這種方式牽涉到「時間點」的拿捏，我們將
身體動作的時間點，以定格的手法，留住當下，雖然未必知道

下一步會如何進行，但是這種停格帶出來的經驗，卻可以由此拉出個案身體動作的一個線條，或是在不同時空進行連結或跳接。這樣做的時候，會形成兩種效果：

效果一：誇張

　　有意識的誇張（exaggerate），這是在「既有」的身體姿勢上，使用特別的「移位」或「非移位」動作因子，譬如「延展」，拉長肌肉到極限；或「扭轉」身體的一些不舒服的部位；或讓身體像波瀾般的「擺盪」；或是身體收縮，凡此種種，利用動作因子，讓身體感受自己的表達極限。「誇張」是從原有的姿勢體態上，利用一個簡單的動作因子，讓「動者」覺察到動用的身體部位，以及隨著動作而來的感覺、韻律、情緒和情感張力。因為「凝固」了，就會覺察到這個奇怪的效果，這是動作的蒙太奇所帶出的。

　　完形心理治療[6]認為有機體的身體經驗與特定的感官經驗是混合的，並由此賦予意義。因此，唯有當我們在生理、心理上進行全整地感受與詮釋，我們才可以獲得完整的情感和智性感受（Whitehead, 1999）。許多時候，我們在事件的當下並不

想說什麼，或是難以找到適當的言語精確說明處境，我們需要一個空間沉澱，或是一個緩衝地帶，透過身體的誇張方法給予內在心靈一個表達和展演的「場」，所以在完形治療中，我們透過身體的「誇張」技術，藉由姿態的「誇張化」達到當下當刻的身體覺察（Lewis, 1986）。

透過這樣的覺察，使人真切感受當下自己，也透過身體，將內在的感受與想法具象化。這樣的方法能使我們對於發生的事件產生鮮明的「體會」，增強情感反應和心理感受。身體五官的覺察與心理的感受互為表裡、因果。我們的身體時常會因為自己的想法而做出相應的行為；而也會因為所經歷、發生的行為模式，產生相應的心理感受。我們都希望當事人能藉由身、心完整的表達看到自己，在這樣的過程中「頓悟」，解構原先緊縛的情緒與認知框架，使自我的改變成為可能。

身體的誇張化除了覺察、想像之外，還包含以開展的態度探索身體，我們可以從姿勢、體態來進行各種身體的變化，譬如陣頭威武的架勢和步伐，攻擊性的戰鬥元素，或是以輕柔的夢幻元素、軟趴趴如無脊椎生物的移動來豐富身體的變化性，讓身體「不成形」、「變形」。以此種方式打破自我的限制，或解構原先的固著，使身體「解形」、「不像樣」。我們不妨

這樣想，身體的運作多少都能改變我們的感覺，這在生活文化中早已存在，譬如民間一些練拳的人會用背部撞牆，邊撞邊發出聲音；或是經絡按摩者用一個小木棒，輕輕敲打肚臍下方促進腸胃蠕動。以身體重新接觸自己的身心連動，用「誇張」方式開發感知的強化，發覺個體在這世界上存活的方式。

案例：女大學生小薇自述

　　全身縮緊在地板上的時候，覺得自己好傷心，特別是把縮小的動作誇大做到極限時，我好用力、好用力把自己縮起來，這時候，我覺得好想哭……。我想到好多次一個人捲起身體放聲大哭，到最後連聲音都沒有的樣子。就是像這樣，用力到了極限，然後沒有聲音了，沒有空氣了。但還有好多、好多像要吐了一樣的難過感覺，我想要將它們都吐出來。我的身體卡在一個用力縮的極限，我覺得好委屈，我覺得我沒有做錯什麼，但為什麼要被這樣對待？我不懂，我覺得

好難過，可是只有我可以陪伴我自己，所以要縮得更緊，不然我就什麼都沒有了……。治療師引著我試著將此動作增加移動，我縮著身體在地板上動著，在移動時，我的身體沒那麼收縮了，我感到自己像是一隻小米蟲，在米缸裡面游動，穿梭在一粒、一粒的米之間，想要躲起來，讓大家跟自己都不用看到我。我在動作中明白了自己內心的無助與無力。

效果二：沒入

沒入（immersion）是浸在動作的感覺之中，利用身體的精神力量啟動心理轉化的過程。

我們在藝術創作的經驗中時常會發現這種「沒入」的力量。茉莉回憶起自己的經驗：「那一年暑假，參加夏令舞蹈營，一大早從偏遠的地方坐著兩個小時的火車到上課地點，在動作技術的鍛鍊與身體美感的課程訓練之中，腦海中的想法、意念等等都隨著動作的練習散去了。逐漸地，身體的線條、肌

肉的延展，和舞步姿態都與自己混合、交織在一起，感覺自己
融化在動作的律動裡。」藝術活動大都具有此特性，讓人們渾
然忘我地投入所專注的活動中。不只藝術活動，許多修行者們
透過呼吸、吐納，沒入靜定之處，覺知自性，觀照大千。此
外，也可能是在日常生活中的難過傷心，我們的哭泣聲標示著
自己所能承受之世界的邊界。

在哭泣中，人與物、或對象、事件，突然變得很近很近。
有時候，我們甚至沒有對象地啜泣著，身體「沒入」了痛哭的
世界之中（如失戀處境），沒入了身體不自主的抽搐中，哭泣
之後，身體鬆軟、體態自發起來，一些障礙也在哭泣中散掉
了。這是沒入時，身體一縮一放的能力，除了「內力」的推動
之外，有時候也會因為「外力」也給我們帶來牽動。

案例：榮光的鋼琴課

榮光說道：「昨天，我上鋼琴課，在指導教授面
前彈奏樂曲時，我非常緊張。彈完曲子，教授要我再

重新來一次，我重新再彈，彈奏時，突然我感覺到一股推力在推著我。原來教授「大力」地「推」我的身體，大力「搖」我的背部、肩部，老師大力搖晃我，並且說你要相信身體，你要相信音樂，要把身體的律動放進來，用身體去彈奏……某個剎那，我簡直不相信那是我的身體……。大力的搖動下，我鬆了，身體搖動當下，我感覺自己像是泡在音符之中，空間、時間都不見了，我的雙手彈出了我要的感覺，身體內充滿了音樂[7]。

無論力量來自內在或外在，都會牽引自身的感覺，『浸』在其中。人在沒入的情境下，會卸除或鬆動原有結構，提升自己的精神性。

法國作家普魯斯特的小說《在斯萬家那邊》曾述：[8]

當一個人感到被自己的心靈包圍時，那種感覺並不是如同身在一座靜止的監獄裡，而比較像是隨著心

靈一起被捲入一種永恆的躍動，為了超越他自己，他
總是在四周聽見一個同樣的聲響，那並非來自外在的
回音，而是內在震動的迴響。（Proust, 1913）

在此無意誇大「沒入」的重要性，但當我們「有過」這個
「經驗」，會產生屬於自己身體性的聯想、觸動感覺的方式，
而這是可貴的。

身體記憶之盛裝

身體的表達可以比擬作一種夢的片段，在那經過的瞬間，
彷彿流通的電、一閃即逝的流星、點滴在肌膚上的細雨或隨風
擺盪的葉片等，是一種真實存在卻無法言傳的感受。

夢世界的多樣與多變，若被具象至身體空間，也會令人不
禁驚訝心理世界的奧妙。夢影像帶有多種時空向度的根連性與
發展性，時常令人難以捉摸。然而，這卻都是奠基在自己身上
無法取替的重要自我。我們往往無法瞭解自己的身體接收、感
受到了什麼，因此我們的成長與變化，也總是在那頃刻發生，

產生改變。人們以自己的想法與內心進行身體的動作；另一方面，身體實為記憶載體的盛裝，也將所接收到的感受與訊息反饋到我們的內心。身動所迤邐的是我們心的盪漾，這是一個輸送的過程，將自己所有的想法透過動作表達出來，爾後又接收新的感覺。

當記憶的片段之間不再只是一種零碎的畫面，而能緊緊扣連成一幕幕不斷演進的生命歷史，我們可以說，這一個人找回了自己，「接受」了自己。而當找回自己的時候，便是身體能夠自由釋放的時候。這取替了兒時父母或照顧者帶來的那種綁縛、限制，重新能遵循他的真實自我，活出自己。

▍ 註釋

1　參見龔卓軍（2006），《身體部署：梅洛龐蒂與現象學之後》（p. 207-209）。

2　哈佛大學心理學教授艾美‧柯蒂（Amy cuddy）在《姿勢決定你是誰》書中，鼓勵人們用身體語言把自卑變自信如身體高姿態（high power position）能讓信心大增。

3　引自沈志中（2018）政大精神分析課堂。

4　蒙太奇為法文montage的譯音，現為電影美學的專有名詞。原意是建築學的裝配、構成。建築師把建築材料，組合成風格不同、樣式不同的各種建築。在藝術中，蒙太奇手法是將各圖片或圖片的一部分剪下，然後拼湊在同一表面。在攝影上，蒙太奇或攝影蒙太奇，是利用暗房技術將不同影像呈現在同一畫面，或以底片重疊及多重曝光等方式，達到不同影像結合在一起的效果。在電影上蒙太奇則是剪輯技巧，借用這個詞，作為鏡頭、場面和段落組接的代名詞。劉純英（2000）。蒙太奇vs.表現主義。2009年10月22日，取自：http://www.tnua.edu.tw/~education/product/dance/3.doc

5　歌舞伎是日本所獨有的一種戲劇，也是日本傳統藝能之一。在2005年被聯合國教科文組織列為非物質文化遺產。

6　完形Gestalt亦稱「格式塔」，此詞借用勒溫（Lewin）、魏特海默（Wertheimer）、考夫卡（Koffka）和柯和樂（Kohler）等人工作概念，強調人的整體性。

7　摘自李宗芹，2008，個案工作紀錄

8　參閱《追憶似水年華》（Marcel Proust, 1913）

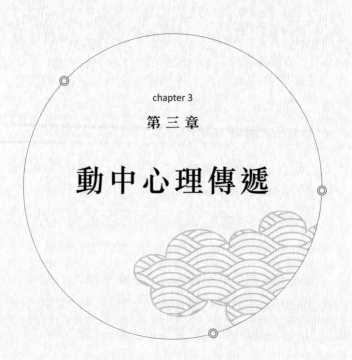

chapter 3

第三章

動中心理傳遞

　　「身體」作爲「我」的最初形式，深刻記載著生命的種種痕跡，每個人的身體都展現著自身的生活形態。身體不只是器官的、生理的身體，還與情緒、感覺、記憶以及所生活的環境緊密相連。這樣的肉身（corporeal）不只擔負於人作爲生物有機體在生存必要的知覺功能，另有一部分坐落於人的心靈（psyche）。以身體爲基礎的感覺，其和諧的機轉，取之於身體感覺、學習經驗以及過往生活經驗的相互作用。

　　最簡單的例子是當微風吹過身體的感覺，包含：皮膚毛孔與微風擦過的沁涼感、感覺到的平靜，這一瞬間即使滿身的重擔壓力也會舒緩，情緒感覺連成一氣。於此經驗中，我們專注於身體感受上，暫且遠離語言邏輯，靠近肉身，跟身體學習。

　　從身體動作的表達到動中情感的揭露之間，當事人需要經驗自身動作以及掌握身體的覺受，由此意識到自己身心之間的聯繫。這樣的過程可以說是一個「通道」——一個具有心靈意義的身體通道。我們在做的其實就是這件事情：相信這個「通道」的存在，並在其中疏通、引導、參與其中的運動。在身體「引動」的過程中，將情緒、感覺、身體互動關係等生活體驗與交織的不同要素帶出來。

　　從身體著手進入心理，是一個難度很高的工作，因爲身體

的表達不易被瞭解，且表達過度時會讓人擔心與懼怕。法國詩人梵樂希（Paul Valery）認為這是一種受動（passive）與觸動（affected）的經驗：

> 首先，這是一種我們在任何時刻都擁有的特殊物品，不過我們對它的瞭解，與世界上所有其他無常的東西一樣，可能有極大的變化，並且可能受到錯覺的影響。我們每個人都稱這件物品為『我的身體』；但我們自己本身，也就是說我們自己在身體裡面並沒有給它任何名稱。我們對別人提到它的時候，好像它是個歸屬於我們的東西；然而對我們自己而言，它卻完全不是個東西；而且我們歸屬於它的成分要大於它歸屬我們……（栗山茂久，2001，p. 18）。

身體具有創造性的自我表達功能。在創造性表達的同時，會帶來「某種可能性」的開展，這時身體便成為自我表達的媒介或載具，在這層意義上，也許可以稱它是心靈、我（self）或存有（being），已超乎生理上的運作，會在心理層次與個人多重的自我面向交織，與內在光明和陰暗等多面向的自我有著許

多關聯。

動勢擷取

　　身體成為一種媒材、一個通道，能給予我們直指內心的機會。我們並不須要畏懼外來的眼光，在動作探索之中，我們會獲得另一個平台，在這個表達平台上「真實」地吐露自己在生活中承受的壓力，例如工作上的負擔、人際中的委屈、情感中與伴侶的不愉快等，抑或者，是可以表達自己內心的愉悅、工作加薪的暢快、家庭美滿的幸福感。不論是好或壞，我們都帶著不評價的眼光，感知身體所經歷的事件是如何導引生命，轉化入自己的心理。

　　人們在動身體的過程中，會有些明顯的動作姿態或是伴隨著情感狀態的，這一些可觀察、可感受到的條件，在身體上有著清楚的「勢」或「形」。我們在這個基礎上進行下一步的聚焦工作。這個關鍵稱為「動勢擷取」。當然動勢擷取並不是沒有限制的，它仍是在治療師與個案所處的歷史、社會條件下發生，因此也必然會與特定領域相鄰接（譬如心理治療），並涉

及某些特定的技術。

　　要進行擷取動勢，先備知識是要能夠「看身體」，更準確地說，是「感覺」眼前個案的身體。一般我們對身體的感覺，比較會是生理上的居多，特別是牙痛、肚痛等，通常疼痛過了也就忘了，直到下一次的經驗來到，才會再有類似的感覺。我們在動勢擷取時會刻意朝著「看身體」或「感覺身體」的能力前進，在這些體驗中感知他人的狀態。

　　所謂的感覺他人的身體，會從身體外表以及身體覺受的層面，感受一個人的精神氣質是否充滿活力，抑或是遲鈍緩慢；另一方面，也感受當事人是否打開心胸，抑或者是封閉、拒絕等。這種「看身體」的眼光和「感覺身體」的能力，讓原本眼前似乎沒什麼特別的身體，開始變得訊息很多、充滿氛圍與意義，此時便開始進入了動勢擷取的核心。

　　治療師便由此「擷取」個案的某個身體姿態、動作或一個段落，進行有效的介入。從連續的身體動勢「擷取」出的特定姿態、體勢，可能是「半物」或「半我」、一種與「我」可分開（拉出來與我有一距離之物）或分不開（充滿感覺的，是自己生產的動作）的存在。這個擷取的能力，是「擷取／介入的技藝」，它是一種對個案作為身體性存在的**整體領會**。

　　擷取的環節是：治療師先要透過自己的身體感覺去擷取個案已經俱足了某些條件的身體動作或姿態，並對這個動作進行工作、探究、變化或延展。這個動作就稱爲「動勢的擷取」。

　　擷取的首要條件爲「他人在我面前的『在場』」。這牽涉到的是我們如何對他人的身體表現有所領會，當然，我們無法眞的感受到案主身體自身的感覺，但是當我們看著他人的身體動勢時，感同身受的經驗也是眞實存在的。就好像孩子不高興，嘴裡不說，但是父母親總能感受到孩子的心情，或是當我們看著別人在受苦時，心中也會爲他們祈福，這都是身體的感同身受。

　　這種對他人的身體訊息的理解，以及對於身體感覺敏銳度的培養，在動勢擷取中是重要的，此敏感度能讓心理工作者掌握「何時擷取介入」的時間點。治療師會在出現的動勢中「擷取」一個關鍵點，做爲連結或進入「心理素材」的一種方式。表面上我們擷取的是一個很明確出現的動作或姿態，但這個被擷取出來的動作，實際上是一個可「乘」或可「用」之「勢」，若能「乘」著它或「推進」它，我們能漸漸發現一種扭轉當下的可能性，慢慢從潛在成爲實在。

　　擷取的技藝雖無客觀的指標，我們卻可以因爲諸多身體跡

象，如身體上的不安、疏遠，或洋洋得意的表情、皺眉、大叫笑鬧，跺腳等等，而對身體有了掌握的能力。

擷取是一種技巧，意味著治療師對個案身體表達的觀察與瞭解。也表示治療師掌握到身體的「某種東西」。通常治療師在理論訓練與經驗累積中，會發展出自己的「身體之知」以及描述眼前身體意涵的語言。所以，治療師總已經或多或少地「知道」或「心裡有數」，以某種方式掌握了眼前這個有形身體的狀況。亦即治療師能從案主的陳述或身體展現，包括個案身體上、精神上以及情緒層面上發生之事，去瞭解個案整個人的感受，然後將注意力焦點放在某一個動勢中可擷取之處，「重覆」或「放大」該動勢，讓人能夠對它工作，在其中找出更多的可能性與發展線索。對於「被擷取的動作的意義為何？」我們認為這些被擷取出來的動作，是與個案的情感、情緒、記憶、生活事件、感受等相連結的，而這些情感、記憶與感受展現的是個案生活中的某種處境。

擷取是將注意焦點放在身體與心理之間的連動上，在自己的身體覺受中「感覺他人身體的感覺」，從自己身體的感覺來「同理」另一個運作身體的人。這會是一個通道，讓我們再次專心地看、聽、感覺個案的內在世界，而能進入通達心理的祕

密通道。

動勢擷取練習

細膩地觀察案主的身體：體態是僵硬或放鬆具有彈性？是否有習慣性小動作、走路施力的方式、說話的速度和頻率、肌肉收縮的感覺、呼吸是深沉或是短促的等？

身體觀看中有沒有特別的姿勢、身形讓你有所感，這是什麼感覺呢？這個感覺與案主的狀態醫治嗎？或這是你個人的狀況？

你可以從觀察到的動勢中擷取一個片段嗎？擷取後你能以身體動作來呼應，或是以語言反映嗎？

療癒性介入

　　回顧舞蹈治療的歷史，因為是從現代舞蹈轉變而來的一項新專業，在早期並無現在所謂的「心理介入」。舞蹈治療先驅雀絲（Marain Chace）在聖伊莉莎白醫院中，以團體方式帶領慢性精神疾病患者成員舞動身體，她認為「舞蹈即溝通」，以動作模仿（mirroring）以及動作回應（response）的方式帶領這一群與人隔離的慢性患者，在動作表達中，逐漸開始與人有了互動：

　　　　透過「模仿」病患，我們會以相似的動作彼此接觸，在動作中「回應」所呈現的各種姿態。這時候治療師會在病患的身體肌肉張力中挑選一個動作，並由此導引為舞蹈行動（dance action）。譬如一位病患的身體姿勢是聳肩、弓起背部、向前，從腹部穿透整個身體，整個人如處在驚嚇恐怖之中，治療師先是感覺這緊張在自身腹部，於是使用這個「緊張」為一個身體行動，發展一個緊張放鬆的舞蹈序列。藉由這樣的方式可以接近病患，帶領病患進入相似的動作，並幫

　　助他破解他自己固定的情緒肌肉模式，當病患的動作
建立起來之後，病患可以在教室之中移動或者進入團
體與他人共舞。（Chace, 1953, p. 73）。

　　這個方式在傳統舞蹈慶典很常見，慶典中的群體自然發出
了身體語彙表達，在宗教聚會中我們也會經驗到此類喜悅、歡
愉、分享的交流等。雀絲將此移到了醫院的病房中，鼓勵並支
持人們以自己的方式表達自己，並在團體中以舞動來催化人際
互動。

　　舞蹈治療學者法蘭‧麗薇（Fran J Levy）認為，雀絲的「動
作模仿」技術像是母嬰之間的互動，藉由舞動身體的方式增進
成員之間關係，可說是一種充滿療癒意義的團體。此種如陽光
般的溫暖介入，涉及對舞蹈動作的熟悉度以及動作回應能力。
除了要對身體訊息敏感之外，還要鼓勵人們儘情舞動，表達
自己，同時動作模仿、映照案主的動作，在這個過程中建立
關係。

　　各類藝術形式大多以此種方式介入，鼓勵並支持人們
以自己的方式耕耘自我。舞蹈工作者安娜‧哈普林（Anna
Halprin）可說是療癒性介入的代表。她以藝術開啟感官與自

我接觸對話，其方法是：身體探索舞動後，以圖像、動作的聯合與自己對話，展現個人生命經歷。在此過程中，人們逐漸找到勇氣面對自我的艱難處境，她稱爲「肌動心理意像」（psychokinestic imagery）。藝術治療研究者雄恩・麥克尼夫（Shaun McNiff）[1]認爲，這類運用藝術媒介自身具備的創造性過程所進行療癒轉化，可說是一種理解和獲得心理轉變的主要方式。將藝術性的創造當作一種過程與特性，在感官與媒材介入下帶來轉化，以提共人文性與表達性的經驗，我們將之稱爲療癒性（或創造性）的介入。

動勢心理介入

與療癒性的介入相較，心理治療的介入則依著不同學派理論、治療模式與目標進行。在麻州東北大學的瑪莉・巴盧（Mary B. Ballou）提出心理治療中的「介入」是指透過一種行動或策略，使人們的內在能產生改變[2]。

介入是一個「語言化」的過程，透過說話，我們較能意義化地整理所表達的素材、進入想法、意識、象徵與意符系統。

拉文（Stephen K. Levine）[3]認為，當語言介入時，也同時進入了藝術與內在交織的世界，讓無意識的過程明晰。

換句話說，就是語言素材與表達歷程相互塑造，對於治療現場所呈現的素材，我們以更寬廣的內涵去照顧或接應。同時，藝術的表現不是重點，我們並不要求當事人的動作是否能達到多麼極致的身體姿態、優雅氣質或動作架式；相對的，我們一再促進與模塑的，是如何使當事人更能與自己「靠近」，顯露自己內在的真實樣貌。在這個過程中，心理歷程才可能產生，透過在行為、情緒狀態或感覺層面的介入，使人對自己能有新的認識，激發自我更深層的整合。

在治療現場中，並非所有的動作皆具備「規律」、「秩序」或「象徵性」。許多時候，個案明顯無法整合自己，身體的動作是以零碎、混亂和不成樣的狀態展現；特別處於情感困惑、掙扎、衝突、迷失的時候，動作時常是片段、零碎、不穩定的、分裂的甚至無意義的靜止。當我們面對這一些尚未成形的動作表達，應該如何詮釋與理解？

我試圖重新建構透過舞動身體進行「心理介入」的新觀點，在我工作經驗中發現，我們的情感會隨著身體的動勢而開啟豐富的連結與相關的記憶。這些伴隨情緒、感覺的動作，無

論如何地不成樣，如何地片段，對個案當下的心靈處境都是重要的。這一類的動力或趨勢不僅是表達自己，也在動中碰觸到自己最深沉的情感和矛盾。

這個碰觸代表了一種身體和心理的連動性，我們可以說是「身體有了心靈的語言」或者是「有肉身感覺的心靈」，二者是分不開的。此類身體表達並不一定能說清楚或浮現清晰的意義，卻留住（keep）「心靈的當下性」或「肉身化的時刻」。

無論是一對一的治療或團體舞蹈治療，我們看到的是案主展現於外的部分，那可能是一種探索，也可能是一種自由任意的移動。當我們面對著他們，我們唯一擁有的線索是「現場」中的交會。而大多數的情形下，我們其實並不清楚案主要做什麼動作、會帶出什麼樣的表達，也不知道他的心理狀況如何。一般來說，舞蹈治療師並不下任何心理診斷或衡鑑，一來是此非治療師的專長，再來是此舉會將治療師帶離現場的感受，也就是會離開「現場」，而轉入了判斷。

當我們進入心理介入的時候，是在探問治療師知識建構的基礎——對他人身體在場的知覺、想像和認知的理解，同時也是在追問治療師「心理介入」的基礎何在？是要詮釋動作，以關係發展，或是以身體自我發展為目的？瞭解介入的基礎可協

助治療方向的定位，正如一些心理治療學派在治療之前先做評估、瞭解之後才設定目標進行介入。

身體的運行總會相伴出現一些感覺，情緒的渲染也總會伴隨身體上的感受，因此，治療師在這個整體性基礎上對這中間的「通道」做工。為了要促使治療「過程」在這個工作場域上有效擴展，治療師要能有效地在這個通道上讓每一個特殊的個案以自己的脈絡「推動」一些東西。這包含了一組運作步驟的推動，有賴身心的連動裝置去牽動心理素材發生。

要讓心理素材的意義或特性浮現，需要好幾個來回，且輔以心理治療的技術如反映、演繹、焦點、同理心、一致性以及立即性等，以此讓介入更具穩定度，並催化個案在表達中訴說所感所想。這個介入過程，讓舞蹈治療不再只是舞蹈紓壓，而是能夠發現他們經驗的內容為何，並對具條件的動勢進行擷取、發展、覺察、意涵釐清，帶著個案在身體表現中照見自己處境，這是「動勢心理介入」的意義。

許多治療師在實務工作中，也都發展某種身、心之間的介入方法，如愛德樂（Janet Adler）的真實動作的直觀介入；或是朵莎美提絲的身體經驗介入。而此處提出的「動勢心理介入」，則是一種介於身體（物質性）與心理（精神性）之間的

工作方法。在「整體性的攝受」中，以身體感捉拿；同時，也在出現的動勢之中「擷取」片段，作爲連結或激發「心理素材」的介入方式。

動勢身體路徑

總之，經由身體運作，開啟我們的身體感覺經驗。在動中覺察感受，學習經營關係和生活。這個取徑方式，較難以數據測量其有效性，或是確定具體的動作發展。身體動勢之取徑，比較像是一個人從身體而來對自己的整合工作。

動勢擷取，依據三個環節，即「視覺 → 動作 → 語言」。首先是掌握到具有情感張力的影像，從視覺看到身體線條，進一步透過身體部位之使用及移動的特性，在動中發覺具有發展性的身體運作，並找到與之接連的情感性「接點」，進行擷取。過程中透過簡單動作的演繹，進一步產生感性的觸發，於是我們便獲得一把前往內心世界的鑰匙，一窺自己眞正的存在面貌。

▌ 註釋
....

1   Shaun McNiff (2009) *Integrating the Arts in Therapy: History, Theory, And Practice.*

2   Ballou, M. (1995) (ed.) *Psychological Strategies: Guide to Interventions.* West Port, Conn.:
    Praeger.

3   Stephen K. Levine(2014). *Poiesis: The Language of Psychology and the Speech of the Soul.* Jessica
    Kingsley Publishers.

第四章

靠近自我，動勢
介入三面向

　　舞蹈治療師對於身體不陌生，也會從不同的訓練角度[1]來看身體。正是因為這種「看身體」或「感覺身體」的敏感度，讓一個原本眼前「平淡無奇」的身體，開始變得豐富多采。

看身體

　　對於「看身體」的角度，有不同的眼光與差異，亦有許多派別。譬如舞蹈動作理論（movement theory），始於舞蹈家拉邦（Rudolf Laban），從現代舞蹈的角度看動作的表現。臨床心理學家弗朗西絲・拉・巴瑞（Frances La Barre）（2001）認為拉邦動作分析代表的是對動作的表現加以分類。其動作分析系統主將要動作分類為「身體」、「勁」（effort）、形（shape）、「空間和諧律」（space harmony），身體在四個類別下幫助編舞者、舞者、舞蹈教師們更能發揮身體表現，普遍應用於舞蹈教育、戲劇中。也有一些舞蹈治療師認為，這是一個輔助工具，能幫助他們描述案主的動作質地與特性。

　　兒童精神醫師凱絲騰伯（Kestenberg Judith, 1910 –1999）認為，孩子的學習並不只有語言，身體動作可以成為感覺和思

維方式的窗口。她有系統地觀察嬰兒與母親的互動，探究身體動作與心理的意義，她學習相關的身體評量，包含瑪莎的動作人格診斷、拉邦動作分析，以及精神分析取向的嬰兒觀察，有意識地要透過身體動作來探索治療上新的可能性。1980年成立沙點動作研究群（Sands Point Movement Study group），整合發展心理學的觀點，以佛洛伊德性趨力發展為主軸，輔以艾瑞克森（E. Erikson）的生命八個發展階段理論，提出身體的節奏韻律始於出生，甚至更早在子宮內就已開始的見解。她創造了以動作模式為基礎的心理描述系統，稱為《凱氏動作圖表》（*Kestenberg Movement Profile*），簡稱KMP [2]。此系統假設個體自出生即喜歡帶有張力的流動韻律（tension flow rhythm），像是吸吮、呼吸的起伏、發出的咕咕聲。雖有個別差異，但循著不同驅力的展現，如口腔（Oral）期為吸吮的韻律、肛門（Anal）期為括約肌式的扭曲，性蕾期（Phallic）為膀胱、尿道的釋放與控制等，她用九項圖示來解釋這些特定動作模式與性心理發展的關係，並以此評估個體的發展功能階段、偏好的動作模式和心理上的和諧與衝突。

　　身心治療學者寇維爾（Caldwell, 2002）則認為上述對動作的看法，一則忽略了文化學習，另一則對動作的視野有其限

制。拉邦動作分析主要根據西歐國家的宮廷舞蹈、芭蕾舞蹈和北美的現代舞蹈所發展的，這種看身體的觀點，對於在治療過程中那些容易自我揭露、主動溝通的個案有比較有利，而對於非此文化系統中的人，則明顯無法顯露其文化特性；而凱氏描繪系統，或能以口腔期、肛門期與性蕾期對個案發展階段做診斷、解釋，並以此構思治療介入模式，但卻忽略了身體感覺、成長背景或是性格差異，如此看待身體，雖有架構，但對身體意義的理解還是有所侷限。

動勢心理通道

人們的身體動作正如語言一樣，是被社會文化所建構的。身體的表達與其所屬的文化環境是脫離不了關係的。就以台灣常見的陣頭來說，身體「勢」與「形貌」最為顯著；而在京劇中，角色出場時總要「亮相」，顯示自身；再以太極拳來說，其重視人剛我柔，順勢而為、借力使力之理念，以達到自我修練。因此，如果只採用前述動作分析的角度，也就只能在「案主動作」與該「視框」之間進行比對與確認，在這視框下，人

被相信必須具備某些心靈特質或發展階段，而身體動作也要有相應於這些特質與階段的表現。

　　而動勢心理介入並不認為身心關係存在普遍、唯一的模式。而是相信著每個人身上存在著自身開展的路徑，換句話說，所注重的是致力於尋找身、心之間的語法或通道，對於不同的身體知識，均保持開放態度。動作的分類與評量並不總是需要的，對於某些個案，並非一定要將所看到的動作，評估、解釋，才能進行介入。事實上，人與人之間的互動不只話語，還有看不見的振動，有時候僅僅單純地被看見、觀照，本身就可以產生力量。身體動作的表達中存在著一種可被感知的跡象，當我們從身體動勢「擷取」一個身體姿態、動作或一個段落，在身體的細部與心理感受之間，進行綜合歸納與參照，身體便能開始組織可用的動作。

　　在動勢的理念中，擷取與介入並非毫無章法的選取與勾連，而激發當事人對於自己關照的動作成像，也不只是一種「靈光乍現」而已。事實上，治療師透過當事人身形與身勢所看到的，都會直指當事人的內在世界。在個案的整體移動過程中，多半有一個關鍵或要點會浮現出來，這個浮現的跡象，能讓治療師掌握一些線索，進而一路往下探詢。

　　「身，言化一切。」當事人的身上透露著自己生活中的種種，在身體流動中會浮現出某個「癥結」或「關鍵」，而這浮現出來的跡象是治療師可藉以探詢的關鍵線索。如同夢境，裡頭有著許多不同的片段；然而，在我們的內心，最後卻只會記得其中某一個較為深刻的畫面與景象，特別是當那個「場」「跨越」了現實生活的感官經驗時，這樣的記憶會更加刻畫在心中。

　　無論我們掌握了多少對身體和心靈的理解，都要從零開始，尋找能夠讓他人啟動這個歷程的潛在因子。動勢心理介入除了講求貼近身體，也是要設置適當的環境與因子，讓裡頭的人能夠生長、擴展與修正自己，對身體動作的「認真以待」，將引領我們進入治療的核心。

動勢心理介入三面向

　　動勢心理介入方法並不是憑空想像或建構出來的系統，而是從大量舞蹈治療的影像資料中透過觀察、分析而建立的。首先，我們會針對不同的舞蹈治療實務現場（個案、病房團體、

大學生團體等），從中選取影像並進一步編碼，在這之中進行動作描述。編碼資料中，我們也找出每次的過程中對個案有影響的「介入點」，再從這一些資料中回過頭來找出可供擷取、介入的要素，也就是研究者捕捉、擷取動作時的「判準」。而我們透過對這些動作的編碼，找到了三個條件，包括「身形力度」（the strength of shape flow）、「身體韻律密度」（the intensity of rhythm）和「身體感覺強度」（the strength of corporeal feeling），我們便以這三個面向為擷取介入的重要依據。

也就是說，在「客觀上」，所擷取的動作具有一些普同的特性，當個案的動作中出現這三個面向的特徵，便可以確認這些動作是與個人處境、狀態高度相關的，而這也意味著，當一位心理工作者想要學習「動勢心理介入」，若能掌握這三個原則，將能對動作意義有著整體性的理解，由此下手處理歷程中的心理意涵。

治療師如何能夠掌握住治療現場的動態性？通常需要情境（context），並且試圖透過貼近身體的邏輯來貼近生命最本己的脈動，才能獲得對個案的具體認識。任何人的身體動作會因為「被擷取」而成為前景，從背景突顯出來，如此一來，治療師才獲得關於這個身體的完整意義，讓身體被賦予新的理解角

度，進而成爲心理素材。從擷取介入到個人身心事件的連結，進而自我重塑，這個路徑是透過是「身體的當下感受」與「情境脈絡」之間的關係締結，這樣做也顯示治療師自身的身體知識建構基礎，以下簡述身心之間的通道，透過這三面向的心理介入工作。

第一面向：身形力度

「身形力度」，是在人的身體動作中取其「聚集性」，通常我們的身體會呈現出一個「形」，或一個可以捕捉得住的「樣子」。從外表的形狀、樣子，可以很容易看出一個人的身軀是否緊縮、打開、沉著或飄動。在舞蹈中，我們也很容易區辨身形差異：芭蕾的身形形式爲「清晰」的；中國民族舞蹈中，女性舞者的身形多爲「溫柔婉約」的；佛朗明哥在「重踩」與「節奏」中展現舞者的風姿，甚至利用荷葉裙襬延伸身體的空間，突顯的是「挺拔」的身形；街舞的身形，則將每個身體部位發揮出支撐及運轉的力點，並創造出定格的動作、電流滑步等技巧，其身形姿態講求「突破限制」與「任意狂

放」。透過此處所述之身形，會發現「形」的展現關乎於身體「力」的集中，即使不識舞蹈，我們日常生活坐在柔軟的沙發上或拍照時擺出的姿勢，也都有一個力的支撐或協作。因此身形集中性並非身體是「哪種形狀／樣子」的區辨，而是與體態能否有「集中、中心線」與「力度」的作用方式較有關係。一個人的樣子（身形）的呈現，必然牽涉到全身的各部位，包括肌肉、骨骼、軀幹與四肢是否相互「協作」。

舉例來說，當我們上下樓梯、爬坡、跨越水溝時，很自然地身體各部位會協作，也會集中全身的力量於某個施力點上，使得全身協調一致。以已故流行歌手麥可傑克森為例，他最著名的舞步是「月球漫步」（moon walk），或身體軀幹傾斜大於45度的動作[3]，他在快速且極端的動靜之間切換著身體表演，卻始終讓人感受到「身形力度」的集中，讓身體的形貌異常清晰，身體的發力點精密控制著身體各部位變換於瞬息，維持著總能準確到位的整體性。我們的身體從來沒有真正凝固成為「不動」的形。我們大多數時候的確都會細微挪動身體，細緻地調整出自己舒適的姿勢，在這些動作之中總是有力量的發用，這些力量會呈現在身體細部的運作上。雖然我們在任何時刻擺出的各樣子都是身體的形狀，但不一定與重心集中有關。

因此，不論是坐著、站著、走路、交談、拖著行李旅遊、做手工、幹活等，身形都依著事務不斷在變化，我們也都能從人們身體動作的「發用」方式與「集中」狀態，看到人們在生活中身體力量作用方式，這些身形與該身形所體現出來的精神氣質，是相連結的。

至此，「身形」的意涵已經脫離靜態的「形狀」，而進一步延伸至我們在動態中所捕捉到的形體印象，在活生生的身形中，有「力」從中作用，也散發著個體獨特的精神特性。這是一個複雜的概念，卻是「身形力度」的內涵，是做心理介入時必須捕捉到的東西。

身形，一種自我的獨特氛圍

案例1：無法介入的例子

　　三歲的星翔，因被母親棄養而送至父親住處由長輩扶養。後因DNA不合，又被送至育幼院中。在育

幼院中，他不合群、不合作且晚上時常哭泣。院方希望改善他的情緒，因而安排療程。他第一次進入活動室，瞄了治療師一眼後，就走到靠窗的地板上坐著，背向治療師。治療師跟他打招呼，他聽了，身體卻更往牆壁角落移動，繼續背對治療師。將近四十分鐘，他不說話、也不理睬，拒絕任何的視線接觸。他的身體定定地坐著並看著窗外，一個三歲的孩子居然有如此的耐力！他以身形表達了拒絕，第一堂課我們什麼都沒做，就這樣度過了⋯⋯。

　　當星翔堅決地把自己固定在那兒，這麼安定地坐著，他的身形直接表達出他對一切的拒絕。身體的力量亦作用於上，突顯了「形」的集中，但不具備動勢，這時適合在旁扶持、等待並陪伴，先不用急著去做任何的介入。

案例2：可介入的例子

　　春麗喜歡跳國標舞，倫巴是她的最愛。一開始，我請她開始用她熟悉的方式舞動她的身體，春麗操演著舞步，她的腳踩在地上左右移動，臀部以橫的「8」字扭轉擺盪、眼神看著前方，問到：「老師我這樣好看嗎？有沒有女人味？」她整個人進入一種魅力的舞姿中。舞動時，她的身形柔軟、力量隨著臀部的移動而擴散……。

　　春麗的身體有著國標舞的形，卻不堅固；身體力量並不集中，力度弱。這個身體有著可以介入的空隙，我們把注意力拉到對身體的關注。介入的重點在於增進覺察，感受、體會自己的身體，注意身體舞動時做了些甚麼？並再繼續探問她想像著誰在看她跳舞，在談話中促進她覺察自己的身體感受與腦海中的想像。

　　「身形力度」並非是身體之各部分（parts）與整體（whole）之間的靜態結構關係（許多動作評量是從視覺圖式進行分析），「身形力度」的呈現是我們大多人的依靠——我們是靠著身體樣態來成爲（體現）我們自己，透過身體來表達和行走於世。我們在觀看、閱讀、感受他者的身體時，這種來自身體的體驗不是視覺的觀察，而是「視動覺經驗」，意即「身形」做爲印象（視覺影像），我們是在他人在場的「動」中，獲得這個印象，在身體動覺上感知了他人力量發用的方式，是潰散抑或集中，是明晰抑或模糊。

　　「身形力度」，意謂著人會因爲自身身形力量的集中，而在空間中突顯出來，造就一種獨特的身體氛圍，這種身形的集中讓我們可以由此勾勒出身體的樣貌，透過身體的運作而進入某個不一樣的層次。

第二面向：身體韻律密度

　　第二面向「身體韻律密度」則是把時間考慮進來，即身體在一段時間中的「律動方式」，此涉及了時間、速度、長短、

週期性、頻率、強弱、規則或不規則的運動方式。

　　人的身體都有一個基本的節奏或韻律，包含呼吸、講話速度、移動快慢、對外界動靜之間的反應等。身體韻律就在這些活動中不知不覺地形成、運作。從起床開啟了一天到打呵欠上床睡覺為止，包括刷牙、穿衣、吃飯、玩遊戲、打球、讀書、寫字、散步、跳舞等，這些具有韻律的動作經驗，反覆地出現在我們的生活中，我們不知不覺地在活動中形成了我們所熟悉的肢體律動，並在這樣的韻律中形塑我們的生活型態以及跟他人的互動模式。

　　通常，我們對「身體韻律」的想法，大都認為身體要跟著音樂的節拍動，比如「帶動唱式」的身體節拍，「手語歌」的手勢配上歌詞、音樂的旋律，或是以各種音樂的類別如搖滾、重金屬、電音舞曲等來引發身體的律動。

　　然而此處所談的身體韻律，不是音樂學上的節奏[4]。音樂學對於樂曲「節奏」的掌握已經發展得相當精細而複雜，在節奏之中還可以更細地探討節拍（音樂中有規律的強拍和弱拍的反覆）以及速度（包含基本速度標記、常見的後綴修飾、常見的修飾語、帶有音樂速度內涵的情感標記、音樂速度變動的術語等等樂理問題。所以音樂形式的繁複性是透過標記和符號理

解的。從感官經驗來看，當我們聆聽音樂時，並不只是耳朵在運作，而是全身感官的參與，身體的運作也是這樣的現象，我們對於身體韻律的領受，總是透過先於腦袋分析的自身經驗領受。

「身體韻律密度」的意義是什麼呢？首先，它是落在身體感官體驗上的律動，要用身體來感覺身體本身的韻律，而非以音樂的節奏「類型」（譬如音樂上的散板、如歌的行板或是快板）作為判斷依據；其次，身體是動態且會變化的，因此，身體的律動建立在我們的生活、環境和人際關係的接觸中，我們或許可以把太緊湊的節奏調整得輕盈一點，把猶豫、停滯的律動調整、促動一下，讓身體的律動隨時能夠調節及改變。

就動勢介入治療而言，身體節奏是一種生命的韻律，生命吞吐於這樣的律動中。呼吸是每個人生命韻律的基底，每一次的呼吸都驅動了器官的擴張與收縮，讓人們能緊或鬆。治療情境中，治療師會敏感於說話快慢、回應能力、組成模式、動作之間的相互協調程度，這個看不見的韻律微妙地影響治療師與案主的治療關係。

這個來自身體的訊息，臨床心理學家巴瑞（Barre）稱為肌動力文本（Kinetic text）[5]。肌動力文本是由身體（body）、聲

音韻律（vocal rhythms）、聲調（vocal tones）在與他人的對話中嵌入身體肌動相互塑造（shaping）所構成。心理動力取向治療師蘇珊・貝地（Susan Bady）認為身體肌動力感覺所牽涉的是同理與移情的語言。身體在與他人的對話中嵌入身體肌動力，由此而形塑我們身體的語言。

因此，我們要回到不同的身體上，才能決定其身體律動的質性是自發的「彈性」，抑或是外塑的「固定」。身體韻律可以分為兩種：一種是「彈性韻律」，第二種是「固定韻律」。「彈性韻律」是自己的身體「長出來」的節奏，它和身體內在節奏、空間處境節奏有著有機的互動關係，而且是可以隨時變動的；「固定節奏」則是一種相對「不變化」的節奏，它可能源生於身體基於某種功能上的必要性而形塑的運作模式，譬如呼吸、行走、體態和神情，但在離開了該功能的運用之後（例如：下班了，離開某個職位或身分以後），這個身體運作的模式依然殘留在人的身上，使人繼續處在那種身體模式的精神氛圍中（譬如：一份必須不斷接電話、講電話的工作，下班以後仍繼續承受那種講話頻率、音調、話語姿態所產生的影響），時間久了，成為習慣，而烙印在身體上。

在律動中孕育自我的成長

案例：月明的例子——韻律介入

月明擔任董事長，這陣子總感到生活乏味、心情不好，容易發怒，在醫師介紹下，他想嘗試以動動身體的方式看看是否能改善。

第一次見面，他說：「老師，我跟你講，我不用跳舞的，對運動我可很在行，而且很用心在做。我每天都做運動，我三天游一次泳、每天早上都做拍手功⋯⋯。」他強調著。

當他做著熟悉的「拍手功」時，只見他手腳並用地快速度走著，走一步，他的手就「前、後、前」地拍了三下。這個拍法和大多數人是「走一步往前拍一下；走一步往後拍一下」的韻律很不同。「我發現你拍得很快？」治療師反映看到的。

「本來就是要這樣啊，手要拍到通紅才會健康

啊！」月明回應。

治療師感受到這個身體好像硬是用一個外在的架子「架出」了整體身體的模樣。一種全身上下的不協調，而整個人在這種身體體態中成就了一種很密集的「硬」、「緊」和「快」的節奏。

發現這個現象後，治療師平行於他，在他旁邊走路。先跟著他走、再來帶著他走，透過「大步走」及「大口呼吸」讓他脫離原先的身體節奏。在這樣的互動之下，月明增加了韻律的彈性，他走路不再像為了某個目的而「做功課」那樣緊繃了。

月明雖然每天走路做運動，但是他的身體只是被「走路」這個活動給「（綁）架住」，他雖然在走路，但是他並沒有真的「體會」到走路是怎麼一回事。透過韻律，他開始能夠感受身體，這之間的改變來自於「身體韻律」的介入，並在身體同步移動中，發展新的關係形態。否則，那個「緊」、「逼」和「硬」的力量仍然會「架」著他、也「架」著他周遭人，使得

關係和氛圍動彈不得。另外，身體「密度」是指動作持續有多長，譬如拍一次手腳走三步，這個很密；或是一個走路用五分鐘來發展，其緩慢程度也是高的，密度可作為擷取的依據。

在治療實務上，治療師必須判斷律動的質性是自發的「彈性」，抑或是外塑的「固定」。「彈性節奏」並非沒有模式，但它是形成於身體內外協調下所運作出的動作方式，且它還在持續協調中，充滿改變的可能性。而「固定節奏」則如前所述，比較是工作或身分角色要求或是為了達到某種「功能」而形成的身體模式，人被囚禁在這樣的模式下而不自覺。在心理介入上，可以將固形的節奏轉化為自發的、彈性的模式；也可以對急躁者（其速度、密度也是高的）的節奏轉為較慢的、延續性的模式，讓個案感受到身體韻律與自身的關聯。

第三面向：身體感覺強度

在談身體感覺強度之前，先談談一般人對於舞蹈治療與其他運動在印象上的不同。在舞蹈治療中，常遇到的男性說：「『舞蹈』這兩個字，就把我們排除在外面了」；或者人們覺

得舞蹈治療中的身體探索較爲陰性與柔和的。相較於其他諸如溯溪、泛舟、越野車、攀岩、甚至極限體能運動等，許多人會避開舞蹈治療，或沒有動機加入，因爲他們覺得挑戰性不夠，他們喜歡「口味重的」身體肌群訓練或說「劑量較高」的運動。

這很有意思，人們到底在那樣的運動當中經歷了什麼？舞蹈治療又如何區別於那些劇烈的運動呢？

我們可從身體肌肉強度的角度來思考，一般所謂「身體肌肉強度」是指較高的運動，可以從「肌力」或「肌耐力」來談運動中的身體投入狀態：「肌力」強調瞬間爆發性（如百米賽跑），「肌耐力」則是相對較長時間下肌肉穩定的耐受、運作能力（如馬拉松）。這類運動的確在體能上是較高量的運動，因爲從生物有機體（organism）的觀點看來，它們所帶來的愉悅感可能就是從「肌力」的瞬間爆發，或「肌耐力」的不斷增加，二者超越自我極限時所分泌出的化學物質（如腦嗎啡）所致。這類運動在「肌肉強度」和「體能耗量」的強調，能促成「體內分泌之化學物質」與「愉悅感受」之間因果關係的開啟。這類運動肌肉、體能狀態的「強度」通常爲可測量、可評比的量化數據，量值或表現之間可透過「基本單位」的通約化

成可比較的不同數量，而每一增加或減少的單位彼此都是同質的，因此可以制定比賽規則。

　　相較之下，「身體感覺強度」，無法用「肌力」或「肌耐力」的生物觀點與量化測量方式來討論。心理與生理的連結，是一個需要帶著「目的性」的過程。當我們積極性地「想要」透過動作感受自己的內心，當我們「希望」自己的身體與心理狀態「同在」，此時，身體與心理的「勾連」才會產生。身體與心理的相互作用，是唯有在我們開始賦予意義與情感時才會產生；因此，平時我們所做的運動或體操，其實只是帶著我們進入另一種「抽離自我」狀態，並不一定能使自己的身體與心理進一步靠近。然而，在心理治療中的動作介入，因為治療師所營造出來的「場」能讓當事人能夠安靜地拂照自己內在，在這樣的氛圍與促發中，當事人更得到了進入自己內在的機會。

　　舞蹈治療並不著重在鍛鍊出高度的肌肉爆發力或持續力，我們著重的是要找到「接近」的，或創造出「相同的」感覺強度，或是以某些同質的關鍵特性來引導個案動作，譬如瑜珈與芭蕾舞蹈皆具有伸展的特質，街舞跟 MV 流行舞蹈都具備了節奏特質，如果一個人做出細緻輕柔的動作，動作也在表徵他這

個人的某一些樣貌，我們採用接近的動作感覺與之呼應，這樣做與治療的關聯就像是感同身受的同理與瞭解。除此之外，我們可以在動作元素與身體表達上增加變化，可能是時間性的改變，（讓一個動作停格夠久），或是身體空間範圍加大（增加幅度），擴展身體的使用範圍。譬如前述的星翔，我們後來讓他做了一些動作。他在跳彈簧床時，越跳越高之際，我們會增加膝蓋伸直、腳尖著床；做「水母人」時，則讓他試著把脊椎弓起來；在地板上爬行時，感受到肚子貼著地板移動時是如何運用腹肌的。又如前述的月明，我們將他任意做的一個擺盪動作增強，並擴大其身體的空間幅度。再如春麗，光腳走路時，讓她將注意力放在自己的腳上，與自我產生關聯。因此，身體感覺與身體肌肉運作與是同時存在的。

「身體感覺強度」和「身體肌肉強度」是不同的概念。「身體感覺強度」是身體中的情緒或感覺，雖是未明的狀態，我們卻能從身體的感官線索中感覺到它，試圖引出這不清楚卻「存在」的身體性的感覺。

就像我們以跳舞表達自己感覺當下，我們會得到情感上的釋放；或是當我們聽到對自己有意義的歌曲或音樂時，一種感覺性混融其中，透過音樂拉牽出一種心理上的情感。這個感覺

強度不單只是藝術活動，就像我們烹飪時細火慢熬的湯頭帶來的幸福滋味，也可說是這種感覺性的表現。因此，在日常生活中，這感覺是無所不在的。心情不同，身體感受也不同。不只是心情會「伴隨」著身體感覺，「心靈現象」也會透過「身體感覺」構成。

「身體感覺」時時都在，但要達到一定的「強度」，卻需要相當的身體過程（body process），在過程中引導著動作者對自己身體的感覺性，在身體運作的過程中開啟心理性的感覺。

感覺，在力量中轉化

案例：秋色——感覺介入

秋色懊惱地用力捶打地板、蜷曲、俯趴、扭動、滾動，這些身體動作帶出強烈情緒，是來自於她在工作中的壓力、沮喪和對人的失望，她說自己的感覺真是「糟透了」，她感覺自己在公司就像是一個「箭

靶」……

　　治療師突然開始拿著一旁的小抱枕丟向她，她閃開幾次後，說：「我毫無招架之力，不要再丟過來了，我負荷不了。」

　　「妳會閃開、躲避，那麼妳有沒有其他的方式呢？」治療師說。

　　而這一句話讓她停住了。

　　「我可以有其他的方式？」她露出疑惑。

　　停了一會兒後，她說道：「對的！我都是這樣，我為何沒有接住呢？而且我也沒有丟回去。這就像是我在工作中的處境，我總是覺得要忍讓，避開衝突，我把上司交代的工作做到最好，並且要求自己遵守對屬下制定的規則，我壓抑自己的情緒，就是這樣……，我從不說『不』。」她沮喪地靠在椅子上。

　　自責、感覺自己的懦弱、沒有價值後，她平復難過的情緒。身體會流動，也可以激勵自己，現在她改變自己的應對動作方式，從閃躲到用力接住抱枕，加

上吼出聲音丟回來。「我要讓自己不被當箭靶。」
　　「這如果是一個課題，那麼我自己要學會如何去面對。」她說道。

　　透過小抱枕的拋丟，已接近她在工作場域中是箭靶的感覺，以肉身化（embodiment）的機制，讓她看到自己工作中的情境，並用她自己的方式處理與轉化，把內在感覺帶出，也藉「接」和「丟」的動作，感受自己的情緒狀態和處境，因此，情緒感覺狀態是一個「身體事件」。

　　肌肉強度是增加感覺強度的一種方法，它們二者都是可以被運用，藉以傳達某種身心狀態。然而「身體感覺強度」仍是比較迷人而深邃的。因為，身體的語彙其實非常豐富，身體可以「說」好多好多的「話」，可以用好多好多方式「說話」，但我們時常只「說」一種「話」，只「說」要健康、要功能、要運動……，一切都停留在幾個既定的「軌道」裡，這是對身體自身「力量」的任其萎靡。當我們透過對既有的身體語法進行變異（variation）時，某種「感覺性」便能透過「身體」的

方式充盈起來。

心理介入的選擇

動作的心理意義或特性，是與個案的情感、情緒、記憶及感受相連結的，因此需放回到「個案處境」與「治療歷程」的脈絡下來檢視，才能看出介入的意義爲何，亦即，透過治療的過程，我們才能理解「原初」身體動作的意涵。

動勢心理介入三面向，能幫助我們拿捏在進行心理介入時身體之「判準」，換言之，它提示我們什麼樣的身體狀態會是治療師擷取與介入的好時機？身體是否具備一些可以被辨識出來條件？值得注意的是，我們提出的這三個「面向」或對它們綜合判斷，並無法「規定」出何爲「可擷取／介入的身體」，這三個面向的目地幫助我們「通往心靈深處」。

我們對身體動勢做的擷取，就像是在一大堆的背景物件中找到焦點，這並不表示已經知道心理意義或生活事件爲何，這個時候的心理意義仍未明，我們需要在「動作」及「體態姿勢」之間一來一往，以「言說」的方式確認好幾回，以澄清

（clarification）可能的誤解，也就是在這個遞迴過程中，我們發現從身體中邁向自我發展性的潛勢。

擷取與介入是同一個概念下的兩種層次，擷取時，可能是看到了身體的移動，捕捉到可能可以繼續發展的動勢；或者有時，即使擷取了動勢，我們仍然停留在身體層面或繼續聚焦；「擷取」後如何心理介入，要看個案當時的狀況，能否繼續做「心理介入」，是主觀性且有選擇性的。（圖一）

此三項條件可以是心理介入的一個參照。我們在案主表達動作的片段間，尋找動作中的意符（semiotic），由此找到心理關聯，那麼治療才有可能。

該選擇哪一個面向作為心理介入點？我們先比較這之間的差別：

（一）當個案有嚴重的病理症狀（如焦慮），或是情緒失控、情感崩潰時，是較沒有空隙擷取，也不適宜做擷取介入的。當個案失控的時候，他整個人有如猛虎出閘、失去了對身體的自制能力，也衝破了理智的最後堡壘。（圖一的 A 部分）。

（二）當個案在動作中身體帶有任一面向時，治

療師可從個案具有發展可能性動作表現，透過動作的擷取介入去幫助他／她把感覺引導出來。（圖一的 B 部分）

（三）對身體不熟悉、身體探索經驗不足者，或是對身體無感覺者，需要的是更多的身體探索經驗以及身體語彙的增進，此時不適宜進行擷取。（圖一的 C 部分）

三面向的介入是一個動作與情感之間的架構，連結身體知覺與內在感受。用身體的方法，從身體肌肉伸張、各部位的運作讓人們從習以為常的狀態中擴展出來，進而學習辨認情緒，帶給我們想法與行事風格的改變。

如果在動勢治療中沒有進行心理介入，一般來說有兩種狀況：身體舞動表達的經驗少，如圖一的 C 部分的狀況，需要更多的學習，此時可以「教育性的輔導方案」（第五章動勢場工作方法中提到的「第一部分」）或身體擴展探索的經驗為主。通常我們能夠介入的大都在圖一的 B 部分的階段，可能有某一種條件俱足，因此能由此介入發展。而圖一的 A 部分的狀況，較難以介入，或是不需要介入的，這種情形，在形式完整的藝

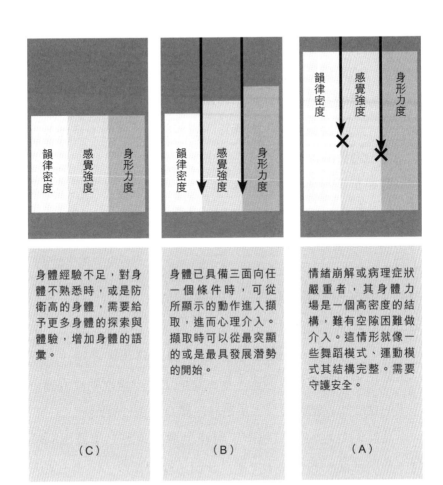

（C）

身體經驗不足，對身體不熟悉時，或是防衛高的身體，需要給予更多身體的探索與體驗，增加身體的語彙。

（B）

身體已具備三面向任一個條件時，可從所顯示的動作進入擷取，進而心理介入。擷取時可以從最突顯的或是最具發展潛勢的開始。

（A）

情緒崩解或病理症狀嚴重者，其身體力場是一個高密度的結構，難有空隙困難做介入。這情形就像一些舞蹈模式、運動模式其結構完整。需要守護安全。

圖一　動勢心理介入圖

術或結構高的動作模式（拳術、儀式、芭蕾舞蹈）身上其是一個結構完整的體系，它自己本身自成一個矩陣（Martrix），完整且無空隙的介入。另外就是病理嚴重患者或是創傷者，他們或許某一個面向很強烈，毫無疑問的，此時重要的不是介入，而是要照護與關懷。

譬如有個個案多冷，21歲，自幼由養父母領養帶大。13歲那年，她被養父性侵害，學校老師發現後通報社工，18歲後經法院判決住在照護家園，每週固定回醫院門診以及進行個別、團體心理治療。三年後她想回去探望養父母。不幸回去探望又遭養父傷害，回到照護家園後情緒極端憤怒、行為失序，如一隻受傷的野獸。她的身體發出強大的力量，在教室中撞門、敲椅子、用力踢腳、撞牆……，工作人員試圖想接近她、安撫她，她用力甩掉並狂吼回去，趨近她的工作人員說她變成認不出來的樣子了，她講出一大堆髒話、惡言、拳打腳踢。

此時的她埋沒在憤怒中，處在恐懼與厭惡之中發出嘶吼聲，什麼都聽不到，她用手捶打身體、身體臥倒、扭曲，當人靠近她時會用聲音對著別人吼……。這次的打擊對多冷來說太大了，她帶著抱歉的心回去（養父因此案判刑一年），不料卻再度遭受傷害，內心之打擊過大，糾結、撕裂、痛心的感覺令

她崩潰了。身體感覺強度太高時，無法介入，只能守護著她的安全、讓她不要傷害到自己，或是做一個觀照者在場支持，讓個案得到安全的扶持。

尋求下一刻的潛勢

本章提出擷取介入身體的三個面向：第一面向「身形力度」是在談身體力的「發用方式」與「結構能力」（「結構」作為動詞）；第二面向「身體韻律密度」是在談力的原生／次生、自發／外塑、可變／禁錮，便是力的「流動特性」；以及，第三面向「身體感覺強度」則是在談力的「強度」。

第一面向涉及身體整體的形態，以及組成這個整體各部分間的有機關係；第二個面向涉及身體自身吞吐的動態模式（律動節奏）；而第三面向則涉及肌肉運作、姿態的加深、加廣與感覺的生產等問題。

這三個範疇並不遵循一般的分類，每一個範疇可能都涉及了好幾組傳統上說明身體狀態的概念範疇，而且每一面向幾乎都涉及時間，沒有一個面向不把「一段時間」的身體變化考慮

進來，但考慮各有不同：第一面向比較考慮時間中「定」或「靜止」的部分（結構）；第二面向著重於「動」，即流動的方式；第三面向著重於「質性」，即一段時間的身體運作「之後」感覺強度的出現。事實上，在一個動勢場中，這三個面向常交互流動，彼此影響。（圖二）

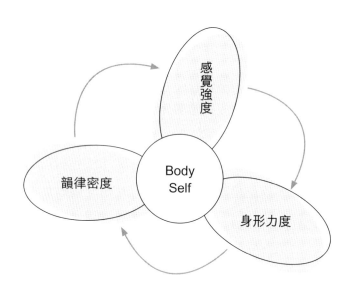

圖二　動勢三面向之交互流動

　　透過介入，我們一再企盼的，是當我們面對著當事人時，不論他／她可能面臨著什麼樣的問題，我們都願意嘗試著鼓勵與支持貼近自己的生命、感受自己的脈動、拂照自己與傾聽自己的生命。面對著許多的心情感受與生活事件，常常我們「習慣性」地以壓抑、忍下來等方式面對與解決。然而，不論職場上的壓力、生活中的人情糾葛、內心不斷浮現的陰影、人與人之間的互動，我們的身體無形中接收了這許多的感受，然而我們卻習慣把身體感覺推開。透過身體的韻律、身體形狀的變化、感覺的支持、情感的同調（attunment），我們期望能重新在「身體上定錨（anchor）」走出穩健的下一步。

　　身，是心所言。一個感受困窘的心靈，會展現出困窘的身體；相對的，一個感受喜悅的個體，會以身體的各部位表現自己的喜出望外。有時候我們需要在「他者」的「場」中，呵護我們需要的照顧。在真實展現自我的過程中，透過「他者」——治療師在適當的時機的支持與觀照之外，試著用身，說出心中的一切，讓身體願意帶著心前進至所期望之處，而能發現自己生命的「著力點」並創造自己的「身體表達空間」。在這樣的過程中，因為願意勇敢地做出不同的選擇與決定，也於是逐漸邁向不同以往的嶄新生活。

▌註釋

1 動作分析之「勁」（effor）爲拉邦與同伴共同發展，見Laban, R., and Lawrence, F. C. (1947) *Effort*. London: MacDonald and Evans. (4th reprint 1967).

2 凱氏動作圖表介紹，詳見《非常愛跳舞》、《傾聽身體之歌》。心靈工坊。

3 可參見〈Smooth Criminal〉MV。

4 在中文維基小百科上（http://zh.wikipedia.org/wiki/%E8%8A%82%E5%A5%8F）把節奏定義爲：節奏是一種以一定速度的快慢的節拍，主要是運用速度上的快慢和音調上的高低把它們組合在一起。例如，2/2拍就是強弱拍，也就是我們常聽到的「嘭恰」，那麼3/4拍是強弱弱，也就是「嘭恰恰」，我們常聽到的圓舞曲大部分就是3/4拍的了，4/4拍是強弱漸強漸弱。節奏的組成包括：1.模式的規則與不規則，2.聲音的長短，3.聲音的強弱，4.聲音的有無。

6 巴瑞（Barre, 2005）認爲肌動力（kinetic）是運動與肌肉之間關係。由動作引起的身體感覺，例如拉筋時肌肉骨骼會形成張力，動作時，肌肉骨骼系統所扮演的角色與功能包含關節動作的形成，動作時肌肉間的交互作用，包含上下肢關節，軀幹肌肉的運用。Barre, F. L. (2005). The kinetic transference and countertransference. *Contemporary Psychoanalyse*, 41, 249-279.

第五章

動勢治療的結構
與過程

　　透過身體開啟感官，這種方式常會讓人們不得不碰觸內在感覺以及自己深沉的情感和矛盾。這個碰觸代表了一種身體和心理的連動性，我們可以說，這是「身體有心靈的語言」，或者是「有肉身感覺的心靈」，二者是分不開的。動勢舞蹈治療工作的場域便是立基在此連動性上，儘管表面上治療師做的是身體姿態和動作上的引導，但是，其背後隱藏的治療意向是人所面對的整體存在問題，欲藉由身心的連動去牽動心理素材的發生。身體的運行總會伴隨一些感覺出現，情緒的漫延連結著身體上的感受或病痛，並以之為基礎，對中間的「通道」做工。為了要促使治療「過程」在工作場域有效地展開，有效地在這個通道上讓個案以自己的脈絡「推動點什麼」，而這個「推動點什麼」的工作包含了一組運作步驟，有其內涵與工作架構，俾使能施做產生催化作用。

　　依照不同需要，動勢治療可以依個人、伴侶、家庭或團體為單位，且能在不同的場所進行。儘管其基本上著重創意、自由地動身體，仍然需要設置「治療結構」（therapeutic frame），因為結構讓治療現場有一定的安全度，能創造一個「安全氛圍」（atmosphere of safety）或是「安全條件」（conditions of safety），讓案主或團體成員有一種保全與呵護

感，覺得面對著治療師不是一種冒險，而能安心地交流某些難以言說的經驗，彼此之間以身體層次在治療結構下進行互動關係的發展；此外，結構也是治療師與個案的共乘線，可以在治療過程中讓身體動作與心理轉換之間有其可運行的軌道。

動勢治療有兩部分：第一部分是「進場、空間與場的建立」。這階段旨在鼓勵以創造性態度引導身體探索，體驗身體的自然活力。如果是團體治療，因其表達性特質，時常會有某種混亂，這種充滿活力的「亂」充滿創意，會讓人們從中接納自我。在個別運作時，很重要的是「連結」，案主在動作中連結自我，在身體、語言之間來回核對、確認與傳遞訊息。第二部分是「心理介入」，則是利用動勢擷取的技術，在條件俱足下進行心理介入，達到個案心理素材的再現或轉化。

治療結構如下（參圖一）：

第一部分　進場、空間與場的建立：創造各種連結

(1)運用各種技術，建立安全關係。

(2)身體過程：身體擴展、感覺的生產、身體不像樣、使動者得到培力。

第二部分　動勢心理介入：開展與自我的關係

(1)擷取、對話：是來回的釐清與修正過程。

(2)心理介入：引出心理素材、再現或轉化。

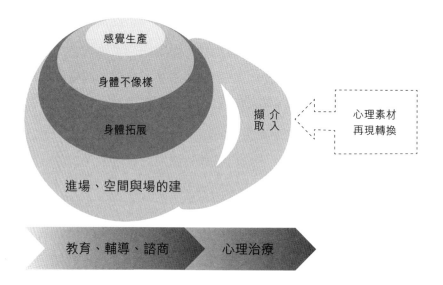

圖一　動勢工作框架兩部分：第一部分，打開身體感官知覺，盡情體驗，找回身體，帶來身心成長。此部分可應用於心理教育、輔導方案中；第二部分，與心理素材連結，進入心靈深處，面對卡住的地方，再現或轉化。

第一部分：進場、空間與場的建立

　　一開始面對個案或團體成員時，就像是進入異國的環境，即使治療師對運作方式已經非常熟悉，但遇見各類身體時，仍然感到充滿了不定和未知。要在這個不確定之中發展運行的條件，需要使用場中所給出的條件、資源以及技術來駕馭。場中身體的樣貌、表情、姿勢、體態、說話的聲調、態度等皆是可使用的資源，如何使用一些技術來駕馭、運用這一些現場條件，以此建立發展性，是治療師從一開始就必須面對的課題。

　　與案主或團體接觸的當下，是在某個具體空間中照見彼此，空間的氛圍、眼前這個人在場中的身體樣貌、表情、姿勢、體態、說話聲調、態度等等帶給治療師的感覺，會一併襲來。因此這個現場並不只是單單兩個人或一整群人坐在那兒而已，而是一個「勢場」，是除了人的身體樣貌之外，還包含了充滿氣息、光線、味道、空調等的空間。我們要將這一些視為可以「生成」變化的要素；同時針對這些訊息，用「身體」的思維去想，亦即每一個身體資料片段或動作片段都是關係建立的切入點。因此，要能夠使用現場條件，明瞭他人的身體脈象，由此去創造每一次療程中的發展契機。

場中關係

關係在治療中相當重要，如羅傑斯（Carl Rogers）所言：「關係是治療之中的基本核心」，關係能提供個案發展的空間，讓案主朝向讓自己選擇或滿意的生活而讓改變發生（Rogers, 1951；1961）[1]。哲學家馬丁・布伯（Martin Buber, 1878-1965）進一步闡明：「關係是一切的起源。」他相信對於關係的渴望是人類與生俱來的。布伯闡述了的兩種基本關係：「我─你」關係（I-Thou Relationship）與「我─它」關係（I-It Relationship）。在「我─它」關係中，對象是功能性的，兩者並沒有所謂的相互性，這是人與一個「客體」（object）的關係；而「我─你」關係則有著本質上的不同，主體與對象的關係是互動的，在每一個當下兩者全然的存在，彼此形塑，而非抱持著期待或既定印象。

這種關係的基本模式是「對話」，不論是何種形式的對話，靜默的或是口語的對話皆然。「每一個參與者心中都有他人的特殊存在，轉向對方，意圖在自己和他人間建立一種活生生的關係。」[2]

因此，場中的關係不同於舞台上表演者與觀眾的社會關

係，也不同於老師與學生之間的教導關係。場中的關係著重的是治療師在治療現場中所給的回應，要能夠「貼近」個案或群體身體的處境或需求。也就是沿著個案或團體成員的身體訊息，透過這一條通道（way）起手（start from）和入手（get into），進入與個案的治療關係中。這個關係是建立在身體互動中，以身體為基礎的「體現關係」（embodied relationship）。治療現場中，治療師藉由動勢影像和身體氣息認出具有發展性的線索，從體勢所處狀態來引發個案的獨特性及生命經驗。在這充滿理解的關係中，讓個案或團體感到自己被呼應（be responsed to）的「我一你」關係。

　　舞蹈治療的關係所需要的倫理與所有心理治療工作是一樣的，使用身體卻不去踰越界線，在倫理規範下，採用適合個案或團體的動作，在身體運作中發展關係互動。

身體過程　動中覺醒

　　身體是最直接展現、展演自己的媒介。每天的生活中，我們給予人第一印象的是自己的身體，不論是一抹微笑、一個招呼的手勢，或一個點頭彎腰，時時刻刻我們都透過身體傳達

自己。

　　然而，是自己的身體，我們真的就較爲熟悉嗎？答案恐怕不是肯定的。我們每天都要換穿衣服，照鏡子看著自己的身體時，感受如何？有時候我們疲倦了，會整個人「靠」在椅子上或癱到沙發裡發呆、喘息、放鬆；心情不好的時候，我們窩在床上休息，懷著枕頭悲傷難過⋯⋯，我們大都在這樣的時刻感覺身體的姿勢體態。我們較少有機會自由地揮灑表達，也少有機會探索多樣性的身體動作。因此，怎麼打開身體，覺察自己，與自己的生活形態、症狀間做連結，以提升身體與自我的關聯，便需要身體運作的歷程。換言之，我們需要身在一個能帶來滋潤的「場」，在這個場中，因應不同屬性的對象，我們從某個結構中選擇適合的內容搭配，類似起、承、轉、合的方式，使得身體慢慢開展、最後水到渠成。這一些爲「身體的過程」，這樣的歷程使我們更加「靠近」與「瞭解」自己身體的延展性與潛勢。

不像樣的身體

　　身體探索的過程像是一種「技藝」的磨練，先是透過動作

探索產生覺察力，而後在動作的模塑造化中，與內在產生較爲綿密與緊密的對話，藉此瞭解自己的內在眞實需求。逐漸地，身體會從原本較爲固定或格式化的樣貌進展到另外一個層次的、隨意與舒放的樣子。

　　身體的表達可簡單分兩種傾向：一是「有模有樣」或「有體有用」；一是「任意飛奔」和「自由釋放」。這兩種方式可說是身體表現的兩面，一面是「典範模式」，另一面是「自發性表現」。其中一面代表著對於「紀律」——身體技術、操練與規則的遵守，使身體順服於某種「操作」；另一面則代表「創造性」——指涉身體的創意、突破限制的舞動，人們在這樣不由自主地、因有所感地追隨身體脈動中，開始體會屬於自身「自然」的生長理路。

　　我們很容易區分出「成形」（form）且「有樣」的身體，它是可以用語言描述出來的習慣性身體姿態或運作模式，不只外觀上、視覺上的實際形態，更帶有規範性意義：「有模有樣」時常是某種舞蹈技術的要求，或是某些社會角色的規範。規範對於行動者而言是一種切身的身體經驗，譬如教官或是職業軍人的體態跟威儀，這樣子的身體的訓練 使得他有了相應的行爲舉止方式，因此很多人的身體會逐漸與他的角色設定

合一。

當人進入角色過深時，身體很容易就進入角色的既定規範
與樣貌，不論談吐、舉止或體態，皆會符合角色的模樣，例如
軍人的樣子、空姐的樣子、女人的樣子、業務員的樣子、舞者
的樣子……等。

身體的不像樣正是一個機會，使人可以鬆懈原本的動作慣
性，打破了習以爲常的身體樣態，提供自我一個機會從「角
色」中還原，與眞實自我接觸。

「未成形」，或是「不像樣的身體」是一個過渡狀態，是
什麼姿勢都可以嘗試的體驗。它是像樣的身體被投入形變過程
中的狀態，讓「身體歸零」、「減法」、和「將人還原」的狀
態。這種身體的移動意味著毫無定型的，或是零散的、非功能
性的動作，這一些動作無法被分類與定位，也叫不出什麼名
字，卻能在身體過程中，去掉過多爲了符合社會期許的防衛，
摘下配戴的角色面具，接觸自己當下的體現。這樣的體現不只
是生物身體的，是有心理性的、情感性的狀態。它最主要的意
義在於從「形」（form）到「去形」（de-forming）到「重新構
形」（re-forming）的動態循環歷程。

對動勢舞蹈治療而言，主張身體變化與流動，並不走意味

在兩端的任一端點上，因爲自由的動作仍能在身體的元素中或道具器材的使用中植入紀律；典範模式的動作亦能因爲提煉動作元素而讓身體變化。這樣的行動核心，指向人的生成（becoming）與轉化，引導人們透過身體「而……成爲」（let it be）自己。

　　整體說來，在這個開始的階段，需要創造一個可以任意而爲、不拘束的場，或是像是嘉年華會的現場，創造自由、嘻笑、打鬧、胡言、混亂，在嘻哈玩樂之際，身體會「打開」，而能帶著人一步步走向與自己的「接觸」之中。這個「藝術性的好玩」（artistic playfulness）不是實用功能的層次，因而意趣橫生，身體放鬆、開展、流汗、舒暢，與自己身體的關係也平順了。透過這個「引子」，原先的身體「規矩」或「固著」就減少，愈來愈能任意地動作而不在乎、不受限制，自身便好似開了一個新的通道。我們可在下面的青少年動勢團體的紀錄得知一二。

案例：一個青少年動勢團體紀錄

我們試試看在這間教室中走路，自然地走路，向前走、後走、旁邊，走圓形，走曲線，感覺你的腳與地面的接觸、感覺你移動時的韻律節拍。

現在試試看，快快走、慢慢走，現在用力踏一踏，感覺腳踩踏地板，有沒有發現你踏出的節奏？試試看自由的移動，加入扭扭腰、擺擺臀部一些特別有趣的奇怪的方式來走動。現在試試看把手、軀幹、頭部等你想要在走路時加入的部位都加進去，自在的舞動身體，你也可以配上聲音為自己伴奏。

大夥玩在一起，他們許多壓抑的情緒都藉著興奮的喊叫「哇」、「喔」等釋放出來，領導者隨意地問你現在的身體像什麼呀？」一群人七嘴八舌的搶著說：「豹、老虎、大猛獸……」然後身體就順勢做了許多張牙舞爪的樣子，變成動物的樣子，原本拘謹僵硬的肢體變形，這群青少年嚐到釋放的感覺。

這種好玩的身體探索，使得現場裡面充滿了身體的可能性。使用身體塑造新的經驗，豐富對於自我的認識，並不需要教什麼招式，而是儘量跟日常生活有關的動勢來發展與變化，譬如走路、延伸、搖擺的方式等等，也可以藉由動勢三面向來發展動作的探索，譬如注意身形姿態的清晰或模糊、身體的中心軸線，覺察身體各部位之間的協作；表達一種心情時，能注意到感覺度的高低，以及動作與情緒之間的調節能力等等。

身體擴展

許多人動身體時，心中隱藏一些擔心，總想包裝好自己，以免不成章法。動勢治療的方式可以用「創造性的元素」引導身體開展、也可以從真實動作的「動者－觀照者」開始，或者任何一種開放性體驗的方式經驗身體。重點是學習接受身體的表達，且不評價。

在身體擴展（expanding）中，個案能增進身體覺察、在身體中找回感覺，重新體會身體與自我關聯。也就是在創造的、即興的、自發的動作中，感受到新的存在與療效（Meekums, 2000）。譬如，雅文常覺得胸口悶，感覺胸腔沒有足夠的氧

氣，感覺他人對自己有許多負面的評價。舞蹈治療師並沒有對此症狀進行語言的說明或是提供答案，而是採用了胸腔部位的擴展與呼吸這兩個動作，帶著她發出聲音、扭動身體，在扭轉動勢之下，擴展自己的身體經驗並感受自己。

　　許多舞蹈治療師會使用音樂、輔助道具（伸展繩、墊子、球、彈性帶）來帶動身體舞動與覺察。一般來說，針對一些慢性病患、特殊兒童、焦慮緊張者，需要道具、甚至依賴音樂的節拍、曲調旋律，讓身體動得起來。道具或音樂能讓這個場中有一些可以玩、可以發展的東西，幫助氛圍，也能夠支持情緒，是一種「替補」的方式來延展身體；我們也可以依著身體動勢元素韻律、身形力度變化、情緒感覺的引導來擴展身體經驗，譬如有個案例，夏露，講話快速，動作敏捷，她的頸部、胸腔、肌肉僵硬，因此，治療師鼓勵她覺察自己講話的速度，從這裡引入韻律元素，除了呼吸的起伏之外，並從胸腔空間的擴大，延展到背部脊椎拉長，夏露因而能夠鬆開僵硬的身體區域，與自己的身體感覺有所連結。我們可從每一種舞蹈、儀式、拳術之中選取其關鍵元素如現代舞的地板動作、芭蕾舞的延展、太極導引的扭轉、儀式的規律性動作。無論那一種方式，我們試著將「語言無法企及的身體感覺」有效地突顯出

來。每一種「簡化」身體運作的方式都是擴展身體經驗中重要的一部分。

擴展與同理相伴

　　有時候，人們帶著原來的情緒狀態來到「現場」，這時候，治療師儘量找到相應的動勢元素承接與擴展，比如四歲的小克不肯站起來，躺在地上鬧，治療師以三面向的「感覺強度」來引導他做「賴皮」的動作，還伴隨哼哼ㄚㄚ鬧的聲音，在身體扭動、亂叫中，小克的情緒亦得到接應，過一會兒他興高采烈地蹦蹦跳跳，「賴皮動作」將他的情緒轉化了。

　　身體表達，某種程度也都是自我的表現。一般來說無論是個人或團體，一開始進入舞蹈治療時，身體動作景象形態多樣，包括：散亂、拒絕、緊縮、躲藏、旁觀，或者富有情緒等。然而，我們是否要立即病徵化他們的身體？抑或者，分析他們的心理狀態？身體樣態的指認或詮釋，或許可以讓個案初步瞭解自己的「樣貌」，但更需思考的是，我們可以做出怎麼樣的不同？如何透過身體工作使當事人的內在產生改變？

　　身體是一種「乘具」（vehicle）與「容器」（container），

133

裝載的是我們生活中所感受與思考的一切。對於大多數身體樣態很形式、很固著的身體，或是過度耽溺在自己身體感官覺受上的身體，我們試著在身體擴展中去開啟一個不同於日常的身體經驗，塑造與自我接觸的機會。然而對於曾經在身體上遭受暴力或被侵害的人而言，可以說那是處在一種「無力、難以言說又不能遺忘」的狀態，而透過「身體擴展」的過程，能重新連結感受，賦能他們表達身體感覺的權利。我們所希望達成的是從身體感覺找回自己，調整自己與身體的關係，讓我們對自己的身體感覺可以不再壓抑、不再否認，不因表達而「被評價」或是「受罰」。

在安全與扶持（holding）的情狀之中，個案能夠感受自己「當下」、「此時此刻」的真實情感，唯有當我們願意真實表達，壓力方能鬆懈；唯有當我們願意真實感受，「身體對話」於是能產生效果與意義。因此，動勢的觀點並不病徵化團體成員的身體動作，身體的表達並無所謂的對或錯，每種身體樣態都是被接納的，當人開始願意「放心」交出自己的感覺，在「場」中有所動作並表達自己時，我們可以知道他的「自我」正在運作，而治療師便因此獲得介入的素材與通道。

身體感覺的生產

　　許多人對於身體感覺的理解，都是偏向於生理身體的層面，如運動流汗有益於新陳代謝，運動後因肌肉乳酸堆積帶來疲憊感，或是運動超過一定量之後產生腦嗎啡而帶來愉悅感……。但是，除了這種對身體感的解釋之外，我們更重視作為主體經驗的身體感，如此一來，我們會注意到有很多「很難說」的感覺經驗。例子非常多：打籃球連打三、四個小時、騎腳踏車、跑步、走路走上一段時間、跳快三步（維也納華爾滋）不斷旋轉的感覺（用腳尖帶動自己與舞伴的身體旋轉的感覺）……，它們時常對主體生產許多生理身體所無法解釋的情緒、感覺和聯想。

　　我們有太多身體感覺難以用筆墨形容，譬如在故鄉老房子裡的時空感受、味道、光線、與因回憶簇擁而來的豐滿存在感，或像孩子喜歡盪鞦韆，就是著迷於那「甩盪」出去的身體感受的純然愉悅。或者一些人喜歡那種跑操場幾圈後的奔放感，這些都是身體感覺的「關鍵」，我們經驗到或者我們也說不上來這一些的感受。然而，這一些行動，在身體內發生了與自我感覺的連結。

案例：星翔的滑步

在治療室中，星翔的雙腳腳踩在大布巾上，在木板上做「滑步」動作，他的手和腳努力在做著平衡和協調的功夫，滑步扭腰的動作讓他笑得嘴巴合不攏，他的身體經驗到這個腳、布、木地板的組合所生產出的感覺，在這個動作中有一種快感或暢快，從他的身體中瞭解他真是玩得快樂。

「身體感覺」是身體的感官經驗（sensory experience），為情緒接收與表達的重要基礎。哈佛大學心理學家丹尼爾‧史騰[3]（Daniel N. Stern, 1934-2012）認為身體感覺是嬰幼兒早期自我發展中的感知之一，並以非語言（nonverbal）的方式發現他人和世界。

透過身體的感官知覺所形塑的「身體感覺」，不只是感覺模組或官能（sensory）的知覺，還包含多種的層次如滑順感、空間感、侷促緊縮感、沉重感、時間感等，它們也不只是多重

知覺的匯集而已，還包含難以言說的、莫名的感覺等，這些感覺，是在「身體感覺」的層次，留在我們的身體內，在身體的層次上作用，還沒有到達思辨或意識。可以說，身體感覺是情緒最初的表現形式，當我們感受到情緒時，我們也在感知自己身體上發生的事情[4]。

案例：月明連結了自己

那一次，月明在治療室裡，擺盪著身體，手臂從高到低的搖擺配合走路的韻律。汗流浹背中，他想到了小時候在操場上，吊在單槓上晃盪身體的時光。身體操作與生理反應所產生的種種身體感，成為一種身體性的召喚，這個動作在內部發生了自我的連結，讓他想要說出吊單槓的經驗。

身體感覺不僅在舞動中出現，也會以另一種方式呈現，譬如有些人壓力大的時候會去運動場跑步，或去健身房瘋狂運

動，好像是要透過「動」來震掉、甩掉一切，把一切糾結「震開」，把一切殘留的、不想要的感覺「抖落」。

這種來自於身體的動力，很自然或習慣地促使身體去做些事，以釋放或調整自身的不舒服，可說是一種身體性的召喚。

在動作下生產出的身體感覺，需要覺察與辨識。若未能覺察，也未將動作賦予意義，它很可能動完也就結束了，此時身心之間並不具連動性。當身體感覺澄明時，就不只是智性的隱喻，而是在生理身體基礎上，開展出的身體性的存有經驗。

創造性與可能性之引動

動勢治療的第一部分，重點在於引動身體的創造性與可能性，是一個藝術性的過程。會有好幾種可能的情況，分述如下：

（一）大多數人，任意舞動身體，便能感到輕鬆或情緒的抒解，也能覺察、意識到困擾自己的問題，在舞動中，也就轉化了負面情緒。這某種程度上算是一種「自我療癒」。

（二）另一些人在任意的舞動之後，常以生

理功能「有流汗」、「動動有益健康」、「像
是體育課啊」等來說自己的經驗，把身體感覺
排除在外，或「拒絕」、「不想」讓感覺發生，
因為對他來說動身體就是運動。對於此類不想去
談論自身身體感覺者，我們以身體部位的提醒，
幫他們說出自己的身體，或我們看到的身體表達
特點，他們能在我們的敘述中聯繫動作與自己的
關係。

　　（三）另一些人則可以進入「身體想像」或「表
達」的歷程，他們自身有一種特別的身心緊張狀況，
但在進入某一種動作模式之後，他／她彷彿換了一個
人，進入這類動作的想像之中，也就是說，某些症狀
透過某類的身體運作，似乎得到了一種安置。例如前
述的夏露，在玩彩帶時，展現溫柔婉約的姿態樣貌，
一反平時緊張、擔憂、易怒的情緒，這樣的身體動作
在她焦慮的生活中帶來了一些舒緩。在某種身體形勢
或動作特質之中，人與自己的身體感覺和內在想望聯
繫在一起，打造一個屬於自身的身體地圖。

雖說夏露在動作中時已然有了某種「表達」，這仍是不足的，因為身體也是有功能的工具，我們可以陷入「選擇性的不注意」，讓自己不去覺察，如此無法將經驗延伸到意義。

意即，若我們未能覺察或認出某些動作的意涵特徵，未能梳理自己的身體經驗，整合動中經驗的意義，即使身體釋放、自由感覺、任意聯結，那也只是表層，要傾聽身體內在的聲音才是治本。

也就是說，當人們只有「動身體」、「表達」自己，卻沒有與自我的連結，釐清其賦義時，這樣的身體動作仍然不完全，仍然封鎖在自己的表徵或習慣之中。引動身體的創造性與可能性，是一個藝術性的過程。 如果已經明瞭動作表達的意義，並覺察並看到自己的處境，療癒已經在發生，這時候已經達到了心理轉化（psychological transformation）了，許多人在這情況下，並不需要進入第二階段的介入歷程。

第二部分：動勢心理介入

考量治療初始，身體需要暖身，人們對治療過程的運作尚

不熟悉，因而可能會擔憂、緊張；再加上治療師對當事人的身體訊息資訊不足，瞭解有限。在這樣的情況下，動勢治療第一部分，強調現場多種要素的發生——依照當時具體的環境脈絡以及現場實際運作，透過身體緩緩地去親熟、揉塑、相互交流。

許多人喜歡這種狀態下的身體探索，且感到自己能處理與面對一些問題。然而，也有一些人會在這一些身體探索過程中，在這行雲流水瞬間即逝的現場，醞釀著心理素材的元素。那麼，針對特別的心理事件或創傷，我們，怎麼去對這個身體出來的心理元素進行比較「深」的探究，這就是第二個部分——心理介入——的工作了。這個部分涉及擷取的「技術」（skill）問題，以及介入的時機和介入後身體經驗的整理。

就心理治療的觀點來看，從初次晤談開始，心理介入（intervention），便隨之展開。廣義來說，心理介入除了各取向特定的治療技術，也包含了各表達藝術治療的媒材使用與創造性介入。心理治療學派眾多，技術繁雜。其中，介入方法會受到治療的理論模式、哲學假設（取向）所影響，不僅介入概念不同，方法也不同。舉例來說，許多治療取向常將「關係變化」作為治療介入之目的，然而，即使同樣談

「關係」，精神分析的「移情」概念也不同於認知行為治療的「想法改變」；介入方法上來說，對自閉症兒童的人際參與介入亦不同於對過動兒的抑制調控。整體而言，不論治療師所受的教育訓練背景與所採取的理論取向為何，介入大都蘊含著行為、情緒狀態或感覺的改變。簡言之，介入是為了引起人們改變所採取的行動，來影響個案的反應與意圖。

進行動勢介入的心理預備

　　透過身體進入他人的內在感受，要看清楚，想明白，才進入身心通道。每個現場、個案的身體表達有差異，讓介入工作更加不易，建議先回到自我省思，做一些心理預備。以下提問可做參考：

1. 現在我的身體經驗到什麼（包含我的想法、身體感覺）？

2. 這個感覺是最新產生的？或者對我而言這是不熟悉的體會？

3. 現在或最近的生活中，我自己有那些事情讓我有此感覺嗎？或者我和個案之間發生了什麼而產生這些感覺？

4. 這個經驗對我而言是特別的嗎？特別在那兒呢？

5. 就我對自身的瞭解，我現在的判斷或看法是不是和我自己的過去、或我的習慣、我的喜好有關聯？

6. 現在這個身體的感覺是我自身的經驗嗎？或者歸咎於個案的因素所造成？我如何把它解讀成是個案的經驗？

7. 目前的體會與感受，我可以用什麼身體動作？怎樣的話語？與之呼應或產生連結？

8. 我如何在最好的時機說出我所感受到的，讓個案覺得我是在分享與邀請共同來探索，而不讓個案感到我對他評價？

動勢心理介入

　　動勢治療是以「身體運作」為基礎，貫穿在治療情境中。身體的動勢帶出人們的想像、慾望或是記憶。當個案的狀態可依著身體表現時，我們在身體動勢中擷取與個案有關的經驗。這個從身體上將某個動勢強調出來的介入，仍需去識別、標示個案的感受。因此「擷取—介入」並不是外在的評量或診斷，它是一種方法，這種方法讓治療師能夠在移動的身體姿態中，抓取某一種動作瞬間，將之凝固起來，在這姿勢動作上面放大、重複，再進一步確認與動作相應的心理感覺。

　　治療師透過動作「軌跡」，觀看他人身體的過程中，必然把自己放在他人的身上去設想與感受。所以，「擷取」之身體姿態或動作的意涵，必然伴隨同理、言說與移情。也就是在追蹤他人的動勢之際，亦「同理」地運作著自身的身體感覺。當然，我們無法真的感受到案主「身體本體」的感覺，但是治療師在看著他人的身體姿態時，常常會覺得自己身體充滿感覺，彷彿自己有個部分變成了他／她，這種經驗是真實存在的。而在動勢治療中，這種對他人身體之敏感度的培養也是被強調的。有了對身體訊息的敏銳度，才能在「擷取什麼」以及「何

時／如何介入的意義」之上有適切的決定。

動勢心理介入，主要有兩種，分別是：**「追蹤、演繹」**與**「心理素材之勾連與引出」**，以下說明之。

動勢擷取：追蹤、演繹

人們對於怎樣在身體動作與心理感受之間能有所連結感到好奇常問著：「妳怎麼知道要那樣做呢？怎麼瞭解身體感覺呢？到底看到了什麼？為什麼這樣一個簡單的動作表達，他就把所有事情都講出來了呢？」在臨床現場，當我們在「閱讀」身體時，也同時在感受，注意案主特定的姿勢、有意涵的不經意動作，即使遇到了不愛動身體的案主，我們也總是要詢問他／她對這個動作或姿態的感覺或是平時身體活動的經驗（跳舞、跑步、養生功等），我們從身體給出的這一些訊息，回歸現存的身體動勢的條件下進行擷取，由此對治療過程定位。

從動勢擷取開始，治療師像一個「追蹤」（tracking）動作的偵探家，在敏銳地注意個案身體、情緒層面上變化的同時，也在追蹤自己的感受與腦海浮現的念頭，並檢視自己的經驗和反應。在這樣的一來一往遞迴的過程中，伴隨口頭釐清案主的

狀態，詢問是否有一些困難或其他想法，若治療師有誤解，也能夠及時修正。在這個現場，治療師需要靜心等待身體心理意涵，如果太過急躁地傳達自己的看見，或者告訴案主要做些什麼、要如何處理等，往往會忽略身體的體會。

撷取之後，需要進一步與個案「核對」案主的所思所想與感覺狀態，並透過回饋和真誠的態度和個案建立治療性關係。而當這樣操作的時候，實際上也在進行一種演繹（paraphrasing），協助將所表達的身體動作做摘要，除了語言，也可以「身體摘要」呈現，這將能有效協助案主對於議題的探索。以下例說明。

案例：秋菊的故事

秋菊為日間病房患者，她說著自己的人生。年輕的她離婚後，一人努力工作……辛苦了半輩子，撫養兒女長大，然而現在兒女不在身邊，感到自己無依無靠。她說自己的心裡很「苦」，說的時候她的**雙手向內、在胸前交叉、無力落下**。治療師「撷取」她**雙手交叉的動作**，稍微增強胸腔的動作，「展現」著這個

動作給他看，詢問著：「是這個感覺嗎？」

「我沒力、心肝苦……歹命……」治療師同理她的辛苦，也回饋給個案此動作讓她體會到還有「我在照顧自己、我可以安撫自己」的訊息，秋菊說「我時常哭泣，半夜一人好孤單……。我對自己說，不怕……要堅強，她將**手又再度拍著胸部**……」。治療師帶著她**將手貼在胸部，傾聽自己**，感受貼近自己胸腔時的感覺，她感到自己幾乎無法安靜，無法停下來，總想要說話或是想要起來動一動……，治療師帶著她呼氣，再把貼著胸腔的動作，轉為**手臂往兩側推出**，導向水平面的擴展，增加手臂的支撐度，誇大這動作的力度，她感到與自己身體的聯繫。

　　治療師在動作中注入口語，來回檢視，並提供自己的感受與之交流，協助當事人從身體經驗中找尋自己所願意形塑的樣態，並在這樣的「雛形」之中，逐步拉近與當事人的關係。

　　「擷取介入」不假外求，它就在每個人的身體展現裡，只

是我們往往忽略這類以某種隱諱徵兆瞬間顯現的訊息，為了趨近它，治療師擷取不起眼的小動作，並在身體感受和話語的歷程中不斷發現與前進。這個回饋的過程中，儘管是探索又冒險的，然而卻也因為這樣的方式，讓人從自己之處成長。

要注意的是，擷取，是因為已經在身體動勢中覺察到了有意義的訊號，我們把注意力放在某些特定的動作語彙（movement vocabulary）或動作序列（movement sequence）上，將所擷取的「強調」出來，逐步引導個案連結內在，覺察其中的心理因子。然而，這並不是一勞永逸的。有時候，即使擷取了動勢，它仍可能只是到達一個暫時的、可認取、可對之「呼應」的「形式」表達而已，這個焦點並非個案目前想要處理或面對的，甚至還未準備好，因此這個探索工作又要重新開始。

擷取介入沒有標準化的流程。即使在同一治療情境下，不同的治療師也會有不同的擷取方式，更遑論每個治療情境不同，不同的個體有自己的動作表達方式與內在議題，自然會有不同的擷取切入點與擷取手法。

動勢介入：心理素材之勾連與引出

　　動勢擷取是使用身體與案主反覆來回的過程，讓案主知道治療師的理解，以及釐清治療師的誤解。因為某個被擷取的、隱含著某種重要狀態的動作，本身很可能是不清楚、破碎的，但治療師以身體做出一個「摘要的片段」，賦予比較完整的形式，讓案主能夠因此吸收與理解（assimilate）自己做的動作。

　　在實務現場上，當個案因為某個動作帶來一種強烈的情緒或感覺，或是身體出現了特別的姿態、常出現的動作、重複不止的講話，或刻意避開某個話題、身體韻律不和諧的表現時……，意即，這些動作表現在「客觀上」有一些共同的特徵，治療師捕捉到了這種感覺，雖然內容不明，卻存在可能的「心理素材」。這將會是動勢介入的時機由此「引出」與「建構」內心世界。

　　當「心理素材」的浮現，治療師會繼續引導個案，既要掌握到「勢」之發生，也須「介入」以做到「因勢利導」的工作。也就是說，在現場之中，不能任憑某些人只是爆發身體，渲洩了事；也不能讓具有發展性的「勢」如海中泡沫般瞬間消失；更不能放任具有毀滅性力量之「勢」排山倒海而來淹沒個

案。治療師，就像是一個善盡職責的「疏導者」。碧娜·包許
（Pina Bausch）的舞作〈穆勒咖啡館〉（Café muller）之中，夢
遊的舞者在動，旁邊的人把四周會阻礙她移動的椅子推開，以
避免他受到傷害、跌倒。

身體經驗下會帶來不同事物與感覺的勾連。心理素材的
「引出」亦會帶出不同心理層次，可能是記憶、情感，可能是
某些創傷事件。此時的「勾連」和「引出」開啟個案談論相關
事件，所引出的內容並不代表「是什麼」的定位。

動勢三面向能提供安全的結構並連結心理向度的發展：身
形力度是自我的展現，涉及自我怎麼看自己、對自己的想像；
身體韻律與關係互動、對事件的回應能力以及生命活力相關；
身體感覺強度連結個人的情感表達，與情緒感覺相關。在身體
動勢的結構中介入，聚焦於動作的特殊性上，並經由與自我連
結、內省、辨認而趨向完形。

任何一個動勢現場，有著自身的「氣息」，它會自然而然
讓某些屬於現場的具體事物連結在一起。我們把身體的探索、
延展、介入這一些作為「土壤」，而每個人因著自己的人生體
驗、生命際遇之不同而自行勾連。

以下表格說明動勢治療的歷程與層次：

動勢—擷取—介入的目的、方法及心理意義之介紹

名　　稱	動　　勢	動勢擷取	心理介入
目　　的	身體探索 擴展身體經驗	聚焦 發展動勢路徑	重組 連結意義
方　　法	身體探索 情感表達與疏導	抓住動作的方法 凝固動勢	三面向介入
心理意義	動勢開展 自我表達	相互調節 呼應的過程	識別感受 連結自我

案例：動勢心理介入──勾連與引出

　　月明說他上週回去，將治療中的身體探索帶著太太和孫子一起做，三人玩得很高興，他覺得這樣子還不錯。現在的他一進來就會自己動身體，身體態度改變了很多，走路時不再數拍子要求自己做幾下以達到目標，移動的時候身體也更自由了。他走了一會兒，停下來在原地擺盪手臂，手臂擺動幅度大。治療師加

入跟著做，把擺盪的動作延伸到全身，並且將幅度
做清楚。他看了，也跟著加大「盪」的動作，認真地
做動作，大力的擺盪。他自由擺盪，力度很重，他盪
到一半，流汗氣喘，把手錶也拿下，治療師引導他將
呼吸與盪的動作一起，他從口袋拿出手帕擦額頭的汗
珠，放回手帕，就用手掌搓搓臉……。

　　一會後，他坐著調整呼吸。氣息穩當後，說著近
日開始會跟孫子玩躲貓貓這種身體的遊戲……祖孫
很高興，說到一些互動時刻，他會不經意的用手掌
搓臉，或是用手掌碰觸額頭，再從額頭抹下來。當
手掌碰到眼睛到眉心時他會停頓一下、按一下。這
個動作近來已經反覆出現許多次。治療師把自己調
（attunes）到這個動作上去體會，捕捉碰觸額頭、臉
頰的一些感覺。

　　「你喜歡搓臉的動作喔？」

　　「有嗎？沒注意耶！」

　　「你可以再做一次，並停留一會兒嗎？就是請你

將手掌停留在眼簾及額頭上感受」。他照做了。

「很奇怪，好像我的手摸的不是我自己，覺得有種悶悶的感覺。」約二分鐘後他睜開眼。

「你感覺不太一樣是這樣嗎？」他點頭。那你要不要用動作來表達你說的悶悶的感覺？

他再度摸著臉，他把雙手掌覆蓋在自己的臉上。他將手放下，抬頭看看天花板。沉默……。「我感覺黑暗、不安、不舒服。」月明再度將手蒙上臉，雙手搓臉，然後變成用力的碰觸，然後嘆口氣、站起來，然後雙腳走來走去。走走停停、皺眉、蹲下，頭埋在手臂彎之中，他蹲著，頭埋著手臂之中，停在那兒。

「這個經驗對你很特別嗎？你的動作讓我想到人在困境時的嘆氣，恍恍惚惚、走走停停。」治療師回應著。

月明沉默安靜了好一會兒。

他別過臉，搖頭並說著：「剛才腦海有一個畫面浮現，是我女兒小的時候的樣子。她睡醒了，然後在

一階一階的樓梯走下來，要找爸爸抱。」此時月明的頭下垂、雙手貼近埋在胸部內。不知怎麼月明的手扯到了手上的手珠鍊，珠子掉落一地。

「那時我太忙，時常飛國外、工作賺錢，她課業壓力重，但個性很倔，有什麼事也不講。那天她照常上學，但到晚上沒回家，找不到人，家中發電訊給我，我馬上坐飛機趕回來。」這一刻，哀傷沉默之中，月明彎身拾起散落一地的珠子，好像拾回了對女兒的愛。

月明一開始就顯示了很好的身體運動性，他做拍手功、用力踏步、游泳，保持健康，治療師會告訴他所看到的走路與拍手速度很快，他的回應是拍手功可以健康。逐漸地，他擴展了他的身體語彙，並帶回家跟孫子玩。擺盪的動作讓他開始有了覺察，身體上的擴展則讓身體慢慢鬆軟，逐漸勾連了童年的記憶。一個「搓臉」的動作，引出了埋藏深處對失去女兒的情感。當他把對孩子的懷念說出來，他經驗了治療師與他「共

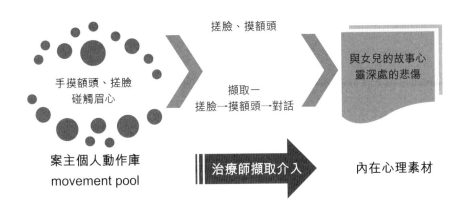

搓臉、摸額頭

手摸額頭、搓臉
碰觸眉心

擷取一
搓臉→摸額頭→對話

與女兒的故事心
靈深處的悲傷

案主個人動作庫
movement pool

治療師擷取介入

內在心理素材

圖二　月明的治療過程

在」（being with），領悟生命中總有著缺失，而珍惜現在與
孫子相處的時光。治療過程中，治療師並不知個案有怎樣的故
事，而這個時常會出現的小動作，因為心理介入而有了深一步
的探詢，進而「勾連」出隱藏在心中的傷痛。

　　動勢心理介入並不以自己單方面的認知想法來回應案主，
而是打開自己的內心，以接納的態度回應，使當事人知道自己
可以「被理解」、「被關心」和「被同在」。

　　在一種動作的照見之中，我們所同在的「場」是有關連且
有信任感的，在這樣的過程中「引出」原本已儲存於內在的重

要經驗。

愛德樂（Adler, 2002）[5]說：「讓創傷安全地浮現在意識時，有兩個密切的、互有關連的事物：一個夠強健的內在自我，和一個可以同理的、夠強健的外在觀照者。如果兩者都未具備，再次進入感知和情緒的可怕經驗，可能會使個體二度受傷」。在條件俱足之下，月明打開自己，揭露自己深埋的痛。我們以身體為媒介，「回到」身體性的存有上，創造出身體感覺的某種表徵，疏導這心理情感與記憶的痕跡，讓人的本質可以自己流動、生長，不受到過度的人為、意識的壓抑。

擷取、介入：身心會晤點

任何一種關係建立的起初都需要一個「框架（結構）」，都需要一個彼此能夠依附與互動的基台，才能使人較為容易地進行關係上的交流。人際關係中，我們都有屬於自己的互動模式，而這又多受到成長的經驗影響。對於長期處於高壓環境的孩子而言，他的行為表現可能是「緊張」、「感到壓力」的；對於一個長期處於接納、包容的生活環境的人而言，他的行為

表現則可能是較為「放鬆」、「開放」的。動作結構能使不同的人，因著這樣共同接納的規則而進行互動，在彼此尊重的過程中，使關係得到進一步的發展。

「人並不是不想產生關係，而是不知道可以如何產生關係。」這是當代許多年輕學子的心聲，儘管如此，我們實際上都需要關係才能存活、存在。我認為治療師能提供一個創造性的經驗，引動關係互動的活化。

動勢治療中的「工作結構」，實是一種互動的規則、模式，也是一種「可變」、「可延展」和「可提升」的治療空間。對於「框架」的重視，無非是要在當事人的內在建立一個穩定的心理結構，使他們可以安心放開自己，盡情表達，另一方面，也在動勢操作的過程中（擷取、演繹、勾連和引出等）踏出自己的「設限」，逐步建構自己的新的關係互動模式。

由本章節中的討論，可以知道在動勢治療過程中，動作與相應的心理反應並不是「種瓜得瓜，種豆得豆」的概念，二者沒有絕對的關係（跑多少步、拍多少次手、大笑多少次等）。第一部分是我們以「玩遊戲」、「自由、自發性」的創造性來引導身體的舞動。英國精神科醫師安東尼・史托（Anthony Storr）認為創造性是可貴的，這是一種引入新事物的能力，在

治療中意味著創造新的連結。雖然不知道確定的路徑,卻代表改變的可能,治療師會因人而異地為案主量身打造一個屬於案主的身體的地圖。第二部分是利用動勢擷取的介入技術,掌握具有潛能之勢,針對特別的心理事件或創傷,帶著情感的同理與支持,進行較「深」的探究,在這個基礎上創造身心連動性。

▎註釋

1   Rogers. C. (1951). *Client Center Therapy*. Boston: Houfhton Mifflin.
    Rogers. C.(1961). 宋文里(譯)(1989)。成為一個人。臺北:桂冠。

2   Buber(2002).Between Man and Man .UK: Routledge.

3   Stern, D.B. (1983). Unformulated experience, from familiar chaos to creative disorder. *Contemporary Psychoanalysis, 19*, 71-99.

4   Damasio, 2003.

5   Adler J. (2002). *Offering from the conscious body: The discipline of authentic movement*.Vermont: Inner Traditions.

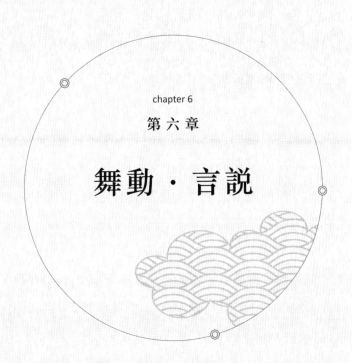

chapter 6

第六章

舞動‧言說

語言在身體過程中

舞蹈治療約在一九四○年代發跡於精神醫院，早期（1942~1970）舞蹈治療師的工作對象為慢性精神疾病或日間病房患者幫助他們透過舞動身體表達自我，增進患者情緒與人際互動的改善。

舞蹈治療初創時期，治療師們多以豐富的舞蹈經驗為基礎，她們對於身體有相當的直觀能力，能夠憑著經驗，敏銳地捕捉身體所傳遞的訊息。雀絲、豎普（Trudi Schoop）、伊凡（Blanche Evan）等人，透過開放性態度以及表達性活動（移位、非移位動作、節奏動作、扮演、想像）建立關係，發展對身體與自我的覺察。其特別之處在於讓人們用自己的身體打開感官知覺，探索身體與自己的關係，進而表達內在感覺。

初始時期因舞蹈治療妾身未明[1]，在類別上屬於輔助或另類治療，治療師們並未對「語言」在治療歷程中的重要性或位置提出討論。特別在一九七○年代「非語言溝通」研究蓬勃之際，一些從事幼兒工作的舞蹈治療師，認為舞蹈治療是「非語言治療」的一種，因而提出舞蹈治療是非語言溝通的治療，然而這樣的主張簡化了身、心關係的複雜性，也忽略了脈絡因素

的必要性。爾後，研究證實「非語言」需要有情境脈絡，心理學家艾克曼[2]（Paul Ekman）說：「身體與個人的生活經驗相互產生關聯，身體非語言訊息，需要有情景（context）提供背景因素，才能使我們對這個人的身體語言有較具體的認識，也才能獲得它可能的心理意涵。」

　　亦即，我們無法單單看一個人的身體表現就瞭解他／她，而是透過這個人的身體語言，再結合相關的背景描述，以對他／她獲得完整的認識。因此，身體動作的訊息也就不只是表達，還包含了內隱的情緒。

　　就嬰幼兒時期，非口語互動的確在與人交流上扮演重要角色，這是極為私人的情感交流，身體確實隱含著多種的訊息。不過，那是因為嬰幼兒尚未發展出語言，才以「非語言」的方式與照顧者互動。舞蹈治療師或許會參考母嬰之間的互動與情感的分享，將之置於其治療關係之中，增進個案的社會性行為，但並不等同於非語言治療。舞蹈治療的特質在於透過身體（動作的自發流露），重整人的精神世界。引導人「回到」身體性存有之上，讓人的本質可以自己流動、生長，不受到過度人為的、意識的壓抑。經由身體的創造性、同步性、共感與同在，建立的療癒性關係，能給予當事人許多空間與機會促進

改變。

　　隨著舞蹈治療的蓬勃發展，後期的舞蹈治療師[3]（1970以後）從心理健康領域思考，愈發覺得不可忽視「語言」在治療歷程中的重要性。亦即，舞蹈治療師在身體運作能力之外，還需要借用心理治療的對話技術，使自己在工作時能有所參照。他們採取的方法大多是身體動作與口語言說的共同合作，在口語的方式上，可能採用不同心理治療理論的觀點或技術（Levy, 1988）。然而其困難點在於，我們用「語言」談論身體經驗時，必然會面臨一些問題，其中之一是，我們要採取哪一種觀點來說？

身體、心理同步

　　健康是一種動能的整合，表達與創造過程能打開與自我對話的另一扇門。對於身體在心理治療的作用，各學門也持有差異的看法。「舞蹈治療」認為，身體顯露了心靈底層的某些狀況，對身體的『做工』可以作用於深層心靈，帶來影響，於是採用各家理論之參照性（referential）或依附性（dependent）

來說明身體的表達。研究「身—心關係」的醫療觀點[4]的人認為，健康是讓人的生活更具有意義與目標，身／心或心／身這兩個詞可以互換，如只關注其中之一，將無法達到最好的狀態。「榮格分析」則將舞動身體、藝術活動視為積極想像力，是通往內在無意識的方法，由此引導個體擴大意識範圍，到以前所未意識到的心靈層面（包括：陰影、個體無意識、集體無意識、原型意象等），進而達到統合狀態（Chodorow,1991）[5]。諮商／輔導是以「非語言動作」看待身體的表達，認為身體語言及非語言姿態的線索（如搖頭、點頭、身體向前傾或下巴抬起等動作），是輔導關係形成的要素（Bedi, 2006），諮商／輔導的理論較注重單方面的身體訊息，對於身心之間互動特質的探討，則是「避開」或「減少」（Fretz, Corn, Tuemmler, & Betlet, 1979）。另外，也有從敘事治療、家族治療等理論來解釋身體表達的內容或個人生命故事等等取向。

　　雖然心理治療／諮商的技術與各模式的應用越來越多，每一取向也都有其優點，然而各種理論技術都傾向於用自己的觀點來解釋身體的表現，有時候在這些不同學派理論的協助下，的確能說明身體表現與心理之間的關聯。不過舞蹈治療師也發現，這些解釋性過高的語言，時常凌駕並覆蓋了身體表達的內

涵，甚至把身體運作中轉變的「歷程」，「架」在另一套不是身體的論述上，使得身體不再被視為「自己」的表達，它的意義完全被另一個理論的意義系統所決定。雖然表面上似乎怎麼詮釋、搬移都說得通，但這還是值得我們注意的。

　　在動勢舞蹈治療取向下，我們試圖開發的是一種讓「身體」與「生命」的脈動同步並互通聲息的方法，若身體根本的意義與心理治療理論典範不同時，就會缺少一致性，使得當事人對身體意涵的感知失去連貫性。

　　動勢場中，「身體」是重要的心理洞察素材，如夢影像的身體動作，必然要在他人的看見與言談中獲得成長，透過「他人的語言」，自我被照亮、認納，身體的表達也被賦予意義。當言說與身體交會，將帶來「身」與「心」對話的機會，在這樣的洞見中，我們貼近了內心深層的脈動，重新建立身與心的連結。

　　實務現場上，因為對象不同、人數不同（應用在團體或個別治療）或是引導深淺度不同，「言說」可以有下列幾種不同的進行方式：

一、動勢追蹤：在言說中刻劃心理地圖

　　身體動作需要在一些關係性的理解中才能顯出心理意涵，我們的「說」會連上（connect）個人脈絡與心理狀態，讓身體及心靈變得可溝通。也就是在對話中與身心正在發生的種種產生連結，開啟意識經驗，並在身體的基礎上再建構。然而我們不可忽略身體與說話之主從關係，言說之目的是串連與接軌，如此運用身體動勢經驗，才能有所依據。

　　我們怎麼「說身體」呢？首先是「貼著個案的身體」追蹤動勢。「沿著」個案身體當下的處境或需求，並在「體貼身體」的態度與理解中進行言說。真實動作學者珍娜‧愛德樂[6]認為，舞蹈治療師的「言說」是依據「動者」的經驗與身體表達序列來述說的，如此可幫助動者認真地看待自己的每個身體姿態，學習看到動作模式和自我的連結，喚起感知和情緒的覺察。

　　不同的身體動作在當下產生，並瞬間存在（be present），而透過「言說」，可協助人們領悟到自己身體與各種人、事、物的關聯。當連結的方式增多了，情感、情緒便更能付諸其上，在「質」上越來越「深化」。在這樣的過程中，自身的感

覺、記憶等內在經驗便能很自然地彼此連結，這也就是所謂「心理素材」的出現。治療師跟隨著身體而說出的話語，其特徵是先從身體的表達上去呼應，不給意義、給理由或講道理，儘量去除刻板的詢問技術。說話是很自然的事情，就像是拉岡說的「母語」（lalangue）[7]，每個人從母親那裡學到的話，其特徵是除掉了語言學家所稱的文法[8]。動勢追蹤的言說不執著於技術的語言，而是深刻地進入臨床現場，啟動各種感官經驗以回應各種的變化。如此的言說較可以如實反映身體的表達，亦即，在「追蹤動作」之際提供意識觀照（conscious witness），個案從治療師之處獲得的訊息而聽到自己。從身體層面與內在世界產生連結，由身體到言說再回到具體的動作經驗上，即使動作變成語言，仍然得以駕馭。

　　動勢追蹤同時在身體感覺（身感）與心理感覺（心感）層面進行。有時這兩者交織，難以清楚區分。「心感」不會只是內在感覺，它必然伴隨著某種身體徵兆或訊息，但又必然多於肉身性而進到人文的、文化的世界（譬如與記憶、夢境、象徵連結）中；「身感」也必然有著心理層面，得以沁出心靈的氛圍。有了這兩個層次的理解，我們才得以在言說中精準到位地回應個案。

以下以案例說明動勢追蹤。

案例：愛跳倫巴的春麗

春麗愛跳國標舞，特別喜歡「倫巴」。

她說：「倫巴舞步最有女人味，也最好看！」

當她換上高跟舞鞋，雙腳腳踩在地上，臀部以畫橫的8字左右擺動、眼神看著前方，治療師追蹤身體動勢，感覺著身體，說著：

「這樣的動作感到很媚惑，像要勾引他人注意呢？」

春麗擺盪的更嫵媚了，說著：「對，這樣才好看，會搖擺才有魅力，才是女人！」

他將頭抬的高高的，看著沒穿鞋、光著腳的治療師說：「你這樣不對，你像是農夫，一定要穿高跟鞋才會翹臀部」。

治療師繼續追蹤身體動勢，說著：「臀部搖擺

時，骨盆腔的移動也帶動重心跟著轉換，你是這樣感覺身體嗎？」

「沒有，我不知道……我告訴你，倫巴走路時，腰要往上提，擺動臀部才好看。好看很重要，不好看就沒有人看，也不會有吸引力，反正就是不好。」

「你這樣做動作，有沒有其他的體會呢？像我就會感覺到身體的重心與臀部的轉換，告訴我，你都是怎樣感覺身體呢？」治療師說。

「這個我不知道啦，我沒有感覺……我都忘了。反正，我不能不穿高跟鞋，穿著平底鞋也不行，那很難看，還有我不光腳的。國標舞老師帶我走路的時候，我會先把右手臂伸出去，手臂形成一條美麗的線條，老師就會握住我的手，我就跟著老師移動了，而且要穿著舞鞋才會滑。」

「聽起來，很像是二人在舞池之中翩翩起舞，那有沒有其他的走路呢？」治療師再細問。

「探戈那種步伐我不會，我只會倫巴與華爾滋。」

「那平時呢，平時你在家會怎麼走呢？」治療師開始與他建立較近的關係。

「我不知道，我大都躺在床上看電視，連吃飯都是傭人拿上來給我吃的。」春麗不以為然地回答。

「我知道有人服侍你，不過身體的健康跟腳的力量有關，可能要靠自己才行！」治療師強調了身體與自己的連結與關係。

聽到「健康」這兩個字，她似乎燃起希望。

「對！我要健康，那怎樣走路可以健康？」

「走路沒有標準動作，你自然放鬆走，看看會怎樣，我會跟你一起。」治療師開始進入彼此關係的場中。

邊說、邊談，透過「走路」重新與「自己身體」產生聯繫，由於身體參與自己走路的韻律，春麗「重新感覺自己的腳」。亦即，她走路的身體不再是學習舞步、姿態的身體，是一個與自己的韻律有所聯繫，與他人有所互動的身體。

半年後的某日，她走路時說道：「我從來都沒有

自己的腳，以前我的腳是我老師的腳，老師帶我去那
個方向，我就跟隨。我的身體，也是跟著老師的，因
為我們的動作要合一，才能有完整感，可是那從來都
不是我自己的腳，我也從來都不知道自己的身體，我
從來都不是我自己……」

　　在春麗的案例中，治療師跟蹤著身體動勢，也在對談中瞭
解她對倫巴舞的喜愛與看法。在交談中自然地帶出身體感覺，
甚至引出個案身體各部位的動作與姿態，比如頭、手、軀幹、
腳、臀部等，讓她到意識到治療師的理解。美國心理學家施爾
德與偉克斯勒（Schilder 與 Wechsler）[9]的研究即指出：「不同
的身體部位，經由組織，能在不同程度上整合到個人整體的身
體意象上，以建立身體自我」。因而說出身體部位，說出這個
動作的感受時，便是從個案的身體表達為起點，進行一種自我
整合的工作，如此逐漸導向對自己身體的覺察。
　　每個人的身體、身感、動作組合及表達方式都是不同的，
都有各自的喜好與生成的路徑。我們的言說，並非要告知或要

給答案，而是在表達、促動身體與心理感覺層次之間的互動與生成的動態過程。如此，當我們言說時，是從身體的經驗上開展其意義，因此在動中停留，讓「洞察」（insight）發生，在「說」與「交談」中定義了舞蹈治療的語言位置，借助於言說，讓身體的展現獲得了更堅實的基礎。

二、身體感的語言：使用語詞驅動身體

在舞蹈治療中，身體的各種表現都是被關注而充滿意義的。身體的表現需要語詞、言說的催化，使其豐富。語詞沒有固定範本，治療師該說什麼，是站在個案或團體成員的角度，去想他會需要怎樣，按當時現場的需要而運用語言，這種語言要能有身體感。它可從「實際功能層面」到「語詞驅動身體」多種層次進行。通常在教育輔導層次的言說，可稱為「引導式」的語言，譬如：

「坐在地上，用手摸摸看你的腳踝關節在哪兒？
試試看轉動它，轉動的時候有沒有感覺肌肉跟隨
呢？」

「現在由腳踝的地方帶到膝蓋關節，轉動它，我們再繼續延展到你的髖骨關節轉動。想像骨盆腔像是一個盆子，裡面裝了水，你現在左右移動，但是水沒有滿溢出來，你感覺到骨盆腔的移動嗎？」

「現在，你從腳踝到膝關節到髖關節……照自己方式來移動……」

或者可用「提問的方式」，如：

「你能舉起你的手臂嗎？你能伸到多高？」

在口語中應用些技巧，使用一些對話來引導，如：

「現在你的身體有什麼感覺？」
「你會怎樣說出這個感受？」
「能否用一個詞描述你現在的感受？」

以語詞連接身體的經驗，能夠從動作中引發聯想，浮現一些與身體相關的記憶，將之自感官經驗提升至象徵或事件意義

的層次。

　　從其「身體所在之處」開始引導，即是從個案所在之處開始，開啟一種嘗試與挑戰。常會聽到一些工作者說：「個案他都不動啊！」但其實案主不動，站或坐在那兒，這個姿態、形狀、呼吸的起伏，依然是表現自己的方式之一。換個想法來看，我們反而可以引導：

　　　　「你站在那兒，你的腳與地面有接觸嗎？」
　　　　「你感覺到腳步穩定嗎？」
　　　　「試試看是否有更穩的連結？」
　　　　「你的腳與大地接觸了嗎？」

　　以上的方法，都可以透過語言鼓勵感受到雙腳的地面感（grounding）。

　　使用語詞帶動整體的動力，這樣的方式要掌握當下動力，一旦掌握住，其效果是顯著且重要的。

　　在一個團體中，治療師給了說明與指令要大家跟羽毛共舞，成員（帶著孔雀羽毛）便走來走去換位置。然而實際上，大家的身體其實有點兒不知道跟羽毛共舞到底要做什麼，也搞

不清楚是什麼意思，也不知道該怎麼動身體。此時，協同帶領者（co-leader）很即時地講了：「交換！」

在這樣的時間點中，因為即時給團體一種具體的可掌握感，大家都知道交換東西、交換座位是什麼意思，於是「交換」兩個字開始有效驅動身體，身體因為這兩個字的出現而有了指引。指引做為一種結構，卻是一種框架裡的（我知道該怎麼做了的）自由——這可能是「互換」、「移動」等其他字眼都無法如此驅動的指令[10]。因此，我們需要「有效的語言」推動身體，增進對於身體的覺察、感受。

透過語言，推動創造性的身體探索，由此意識並感覺自己的身體部位，這樣的語言協助人們延展動作經驗，瞭解自己在做什麼，對身體有更多的覺察。

當我們言說時，我們是在邀請個案進入一個專屬的空間中，因此，宜用親切、自然、緩慢的語調，與溫暖、鼓勵的態度來催化個案身體、心理放鬆。無論是個別或團體治療，要讓人聽得清楚，治療師的音調、快慢、口氣皆是現場的眾多元素之一。有些引導者，像是主持人一樣的說太多，這將使得體驗被語言打斷了；也有的像是教練一般的下指令，這會是一種遠離身體感的語言。治療中的關係，樸實與真實最重要。不用刻

意的裝模作樣，重點是引導人們專注在自己的身體感受上，並與之交談分享。我們以「身體感的語言」引導與催化，這種「身體—語言」的連結，是直接地以言說投入身體關係，讓個案在身體的表達之中獲得了整體性的體驗。

三、身體的同理言說

　　李普斯[11]在《空間美學》書中提出美感中的「移情」（einfühlung）作用（又譯「同理」或「神入」），英文譯「emapthy」。李普斯把移情分爲兩種，一種是審美的移情，審美的移情是一種無意識的美感觀照。一種是實用的移情，例如，當一個人悲傷的時候，我們也跟著悲傷，這時候的悲傷有著感情的眞實性，並關連著什麼。個案中心治療學派（人本取向）的羅傑斯提出三大治療核心概念，其中「同理心」（empathy）爲站在對方的立場，設身處地以對方的角度、眼光來看世界。「你可以被接納」，是「同理」深刻的核心觀點，由此進一步發展出「我們願意瞭解你」的情懷，對於一個人更是存在重要的支持。它有兩個重點，一個是積極努力去瞭解別人是什麼樣子，透過他們的眼睛去解讀這個世界；另一個是努

力地傳達你的理解給其他人。

　　不論是「einfühlung」或是「empathy」，指的都是我們對他人的遭逢可以感同身受。感同身受的「體—會」包含身體的領會，而這領會的主要內容有一項主要的連結，就是身體動覺（kinetic）。「動覺」廣義的定義是：動作和身體姿勢的感覺，整合身體由內而外的本體覺（proprioceptive）和其他感覺資訊。也就是以自己的身體感覺來回應他人的身體動作或姿勢，是同理的重要層面。

　　長期以來，在身體層面上「感同身受」，並由此理解姿態和動作的心理內容的這個方式，稱為「動覺同理」（kinesthetic Empathy）。這是舞蹈治療中的核心觀念與實務運作時所依循的原則。阿根廷的心理學家黛安娜‧費詩曼（Diana Fischman）認為舞蹈治療對於心理治療的貢獻，便是其將各種療癒性關係的動態歷程整合在一起，包含：非語言的溝通、身體動作、舞蹈和口語的表達等。治療過程透過動覺同理促進當事人的自我發展與發現。達到動覺同理的先決條件是開放自己的身體內、外在感官，由此瞭解身體動作所可能表達的意涵[12]。舉個例子，面對一位緊張、敏感的個案，治療師在身體上感受到這種氣息後，便採取紓緩較輕盈或慢的動作與之互動，這便是建立

在動覺同理的基礎上的互動方式。下面簡介一些同理的認知、情緒和身體動覺面向的口語應用方式，它們綜合自不同心理治療學派，目地是加強對身體與他人連結，從身體的層面「釐清」、「理解」、「承認」和「闡述」當事人生活中的困擾或痛苦。

　　能被他人理解也許是我們所能擁有眾多經驗中最有意義的經驗。同理的瞭解並非試著想改變任何事，而更像是一種深沉的人類互動形式，說明著：「是的，我和你在一起，並且我正想辦法瞭解你此時此刻的心情。」

口語應用：反映

　　反映（Reflecting）很簡單，卻能夠傳遞給個案一個訊息，那就是我認真地在感覺你。反映有三種方式：映照／模仿（mirroring）、動作敘述（paraphrasing）和共享（Joint）的連結。

映照／模仿加上口語

　　映照爲舞蹈治療的技術，指治療師如鏡子一般去模仿個案的動作、情緒，由此增強對他人的情感理解和同理。研究多感官美學的迪伊・雷諾茲（Dee Reynolds）認爲創造性的動作模仿是一種社會互動[13]，在我們運用身體動作的映照同時，也可以用語言表現，不但表示眞誠地接納了對方身體的動作，也把感受到的說出來，如此協助人們開始意識自己的身體動作，並感受正在動的身體部位，在動作映照中確認身體動作，瞭解現在自己在做什麼。

案例：映照／模仿

　　「我好喜歡這條彈性繩喔！我真想要把它帶回家。」個案拿著彈性繩玩著各種身體造型邊說。治療師跟著做動作，說著：「你好喜歡這條彈性繩，你想要把它帶回家。」治療師跟著他的動作做出身體造動

作，並且說：「當你把繩子拉長時，我感覺你的身體
也拉高了，你有感受到嗎？」

　　映照技術是看到他人的動作與自己內在感覺之間的連結。
治療師不僅感受個案的身體，同時也在傾聽，把感覺說出來與
個案分享，由此增進個案的身體覺察能力並提供他對於自己的
另一種感悟。

動作敘述

　　將重要的身體表現做出摘要，以相似的語氣，將個案的身
體表現以陳述的方式，給出一些關鍵字。

案例：動作敘述

　　阿加為七年級生，因與同學有爭執而動手，被老

師處罰在教室後面舉手，並要他下課後到輔導室。進入輔導室後，他氣呼呼地站著，雙手握拳，眼直瞪著前方……

　　他生氣說：「是因為同學搶我的作業簿、而且踢我的書包，還說難聽的話，我忍不住才動手，但是為什麼老師不處罰他？」

　　老師同理並以簡單的敘述回應：

　　「我看到你的手緊握著拳頭，你感覺很委屈，同學先挑釁你，你忍不住才動手，而老師卻處罰你。」

　　「動作敘述」的方法是從個案的表達中，擷取切中要點的內容加以複述。

　　敘述時不要去詮釋、改變或是夾雜治療師個人的意見。同時，對於眼睛所見到的身體表現也不能忽視，在說的時候點出身體表現特別的地方，引導個案注意自己的動作與身體的使用。有時候，案主在這樣的回應中確實就能注意自己身體的表現，並感受到治療師對他的尊重。

共享的連結：使用道具、物件的反映

這種方式特別適合社交互動有障礙的兒童，可以由呼吸、微笑、踏腳、跑步等各種簡單的身體樣態交替進行，以達到與人互動的調諧（attunement），並帶著好玩的心情以對，由此學習認識自己與調節情緒。

案例：共享連結

三歲的高功能自閉症安安，拿了一條彩帶，用力地隨意揮動，彩帶飄動著。治療師說著：「哇！彩帶飄起來了，你揮的好高喔。」

安安繼續大力往上下揮動，嘴巴同時發出「又又又」的聲音，而治療師也跟著發出「哇哇哇」的聲音節奏來回應安安。安安與治療師透過聲音和彩帶揮動中，發展了雙人互動，並由此動作表達他的快樂。

　　與幼兒或特殊兒童工作時，除了使用道具之外，還可以語言節奏、語調、日常生活的玩具來回應[14]，讓孩子感受身體以及學習互動。舞蹈治療師黛安‧杜甘（Diane Duggan）[15]從與一些多重障礙孩童們工作的經驗中，描述了運用身體節奏與道具來發展打招呼，從身體的層次上去說兒童的經驗，當兒童發現治療師說出自己的動作時，增進對自己身體的認識，也發展出與治療師的信任關係。共享的連結是一種關係性的治療模式，將動作視爲一種「給出」與「接收」的發展。實務場域中，治療師藉由言說，反映個案的身體動作，彼此像是一對「夥伴」，展開一段動作性的對話。

誤盲目套用公式

　　同理的言說，讓我們有機會去分享和瞭解個案的眞實情況，也理解個案如何解釋其他人的想法、感覺和行爲。不過要注意的是，治療現場的語言不是套公式，亦不是去查證，有些人太習以爲常地抓著技術，套用公式化的語言去回應，而忘了瞭解和對話。在諮商中，關於身體的訊息似乎不時被輕忽，但

身心是相互連結的，除了語言，我們也不能忘記身體在關係互動中的影響。

以下一個治療團體的片段說明，我們可由此作為借鏡。

案例：套用公式的尷尬場境

自我介紹後，治療師引導團體成員圍成圓圈，要成員想像他的手中有一個球，他把球丟給誰，接到球的人是領袖帶大家做動作，其他成員跟著做，帶完後，「持球」的人再把球丟給下一位，以此類推。全體輪完後，治療師詢問大家的感覺。

F說：「這種動作根本就是很幼稚、也沒意思，根本浪費我的時間，而且我們又不是小孩子了！」

他顯然有著抱怨和生氣。治療師聽後對F說：「謝謝你告訴我，」同時將話題轉發給在場的其他人，邀請大家發表自己的經驗。但F並不滿意，他認為這根本沒有面對他說的問題。

「哼！你們就只會講這套公式，說謝謝我，要大家勇於發言，其實我只是要說，我的身體做不來，而

且也不想做這些動作。」

　　治療師聽後繼續說：「我瞭解，謝謝你告訴我你的想法，你對這個活動不滿意。其他人呢？請說說你們的覺察或是體會。」

　　你是否發現，治療師的言說有著技術，這個同理技術的確一時解決了尷尬，也讓治療師有了應對之法，但是卻也讓治療師錯失了「現場」，而且有點難堪地被揭穿了諮商的技術語言和說話模式。公式化的語言無法「貼到」他人的身體經驗，相反地，以「謝謝你告訴我你的想法……」這種方式來回應，卻未觸及「身體」，亦未從「身體的語言」進行引導。反而把自己推到治療現場的「身體理解」之外。在這個例子中，丟球是一個活動，成員用語言給回應，最後治療師再回應，好像是分開的三件事情，無法以身體的關懷為核心貫串起來。丟球、身體和人的狀態本來是三位一體的，卻因為身體運作和語言分享之間無流動，導致它們給出的意涵無法被看見。

　　其實，這個看似抱怨的現場仍充滿各種身體的可能性，治

療師可以試著瞭解他所說的「做不來」是指什麼，或者讓案主試試看怎樣才能「做得來」。總之，當治療師接到了「做不來」的訊息，接到一個肢體運作上有困難的訊息，宜同樣在身體層面上反饋回去，進行開展。而且，「丟球 → 做動作 → 眾人跟著做」的活動中，會有一些現場的狀況值得被提出來，治療師如能適時觀察每個人，並回應當下發言成員的身體樣貌，將能回到「身體」層次上，進行動作與口頭分享之間的推進。

這個活動亦蘊涵著人際動態的某些雛型：拋出和接應（我拋給你／我接住你）、行動和模仿（在團體中進行帶領／跟隨，成員則對這些動作自發性回應，或支持性回應，如我願跟你做一樣的動作）、看與被看……等。總之，在皮球、動作、目光的流轉「之間」，發展著互動與回應，在這個團體中所發展的人際互動、交流與表現，有著各種可以拉深探入的元素，然而這案例中，治療師並沒有將這些串連起來，而被公式化的語言限制了。這樣子變成了「說話是一回事，身體活動是另一回事」，但治療師其實是可以促動許多事情發生的。我們在說話時，並不是在考試或應徵工作。試著開放自己的感受，以身體的語彙，貼近當下對所經驗的輕鬆「對話」，帶出關聯意義。

言說中看見自己

在言說之中，人們透過他人的語言看到了自己；也在言說之中，發現自己得以被重視。經由言說，我們學習辨識身體、釐清身體情緒與想法。透過口語的引導催化、交談，觸發對於自己身體的覺察。

我們認為身體的言說可以分成三個部分：（一）動勢追蹤；（二）引導式的言語；（三）身體同理的言說。動勢追蹤主要著重在捕捉身體動勢並引發心理歷程，因此會嘗試透過一些口語和非口語的使用，使當事人身體的原貌「現形」。引導式的言語，則藉由動勢的觀察，引入動作語彙或解構身體的「慣性」，認識身體並建立身心的連結。而身體同理的言說，是從身體感覺探討個案的動作與想法。這三種方式以身體表達為回饋與反思不同身體歷程的感受與心理反應，重新認清自己在身體歷程中「身」與「心」的變化與更新。

有人會認為：「既然要透過語言去連結自我，那幹嘛還要舞蹈治療，說話不就好了嗎？」其實問題不在於話語，而是沿著身體表達的話語內容，改變我們舊有的對話方式。台灣的心理學家余德慧（2013）說：「心理的糾結會以某種形式與身體

某種糾結平行發展，有的人是走身體路線的，以體療傷，在尚未突出意識被語言捕獲之前，許多悲痛貼附在身體裡。」我們需要舞蹈治療，是因為許多無意識的祕密都藏在身體中。從身體動作的言說開始走上一個「通道」，一個具有心靈意義的身體通道，而舞蹈治療只是藉著這本來就存在的機制做為介入的場，把人的各種可能性付託在這個場的創造性運作之上。

不同於其他的物種，「言語」的發展是人類重要的能力，因為「言語」，我們交流關係；透過「言語」，我們指名、認定了事物的存在，使其穩固地在內心成形與記憶。而身體與自我也是如此，隨著治療師言語的使用，在舞動言說的過程中，讓許多當事人無形中隱藏、壓抑的故事「現形」。

人因為畏懼自己無法融入群體，所以「隱蔽」自己的故事與生命經歷，而治療師透過治療過程中所做的，便是藉由身體的感受和言語的表達，看到當事人的「陰影」，透過言語的探針，使其得以光照，而使人對於自己有不同的詮釋與觀點。

▎註釋

1　參見李宗芹(2014)〈舞蹈治療在台灣發展：回顧與前瞻〉，《台灣心理諮商季刊》。2000年美國聯邦政府（U.S. Federal Government）認定舞蹈治療為心理健康（mental health）領域的一環，2000年紐約州政府率先認可舞蹈治療為創造性藝術治療之一支，之後各州跟進，取得創造性藝術或表達藝術治療證照者（Licensed of Creative Arts Therapist/Licensed of Expressive Therapist）可以於社區獨立執業（New York State Education Department, 2015）。

2　參見艾克曼（2016），Nonverbal Messages: Cracking the Code: My Life's Pursuit. Paul Ekman Group

3　第二代的舞蹈治療師其背景來自各相關領域，他們想發展的不再只是舞動的療癒，他們視自己為心理治療的一環，因而進行研究、建立動作與心理的評量機制，探究身體、心理和語言的關係。

4　參見哈佛大學身體心智醫學中心（center for mind body medicine）。

5　Chodorow, J. (1991). *Dance therapy & depth psychology*. NY: Routledge.

6　詳見《真實動作：喚醒覺性身體》。李宗芹等譯。心靈工坊出版

7　拉岡字典http://www.davidbardschwarz.com/pdf/evans.pdf中文版：http://jsy66621.pixnet.net/blog/post/58762861-%E6%8B%89%E5%B2%A1jacque-lacan%E8%A1%93%E8%AA%9E%E7%BF%BB%E8%AD%AF%EF%BC%9A%E8%AA%9E%E8%A8%80(language--langue,-la

8　Le Séminaire. Livre XXIII. Le sinthome, 1975–76, published in Ornicar?, nos 6–11, 1976–7.

9　參見Schilder, P., Wechsler, D. (1935). What do children know about the interior of the body? 國際精神分析期刊p.: 355-360.

10　參見吳明鴻(2014)〈花蓮五味屋，五力全開工作坊紀錄〉。

11　李普斯（Theodor Lipps, 1851-1914），德國心理學家、哲學、美學家，出生於德國巴伐利亞州，逝於德國慕尼黑。1897年出版《空間美學》(*Spatial Aesthetics*)，提出美感享受中的移情作用（empathy，又譯神入）理論。

12　Fischman, D. (2009). Therapeutic Relationships and Kinesthetic Empathy. In S. Chaiklin

& H. Wengrower (Eds.), *The Art and Science of Dance/Movement Therapy* (pp. 33-54). NY: Routledge.

13　Dee Reynolds& Matthew Reason (2012).Kinesthetic Empathy in Creative and Cultural Practices

14　卡利斯（Kalish, 1968）在討論對自閉症兒童的「聲音、動作」與「口語」的使用時發現，用口語「回應」孩子們的動作節奏和型態，可以獲得孩子的注意力，以及幫助他們從自閉的階段走出來。

15　參見Duggan,D.(1980). Dance therapy with severely multiply handicapped children. *Movement and growth: dance therapy for the special child*, 45-52.

【後記】

發現等著被開發的自己

　　這本書《動勢，舞蹈治療新觀點》，書名已經點出了我想要在身體與心靈之間找到適當的起點，在本土的身體文化脈絡上發展舞蹈治療的身體知識之企圖。

　　本書所提出「身體動勢」與「夢影像」概念，旨在說明身體的表現與夢影像皆具有流動性及切身性，會帶給我們感受上的衝擊，因此我們可在這個基礎上發展身體「動勢擷取與介入」的方法，作爲連結內在心靈的通道。

　　透過身體動作的表達，個人能自行連結、提取更多與關於自己的無意識的內容，這個方法像是在地下莖式的盤根錯節中找出熟悉的身體感連結，透過身體感覺引出其他的生命事件與回憶。在身體動勢的引動下，治療師順著自然之勢，連結到什麼，才處理什麼，沒碰到、沒連結、沒出現之前的素材，也就不存在。沿著這塊莖般的發展路徑，我們能不斷在身體的基礎上開展自己，此時，過去心理事件在身體感覺上埋藏的痕跡，

已在黑暗中閃爍著，等著被開發出來。這是一種能動的身體閱讀方式。

　　因此在這本書裡，我們提出「動勢」的立論基礎與實務操作的架構，卻不論斷「什麼動作代表什麼訊息」、「什麼情況應當執行什麼措施」。謹守這種不輕斷、不評判的精神，在動勢治療的現場亦非常重要。因為可能性很多，彈性也很大，同樣的動作，在不同個案身上、不同時空脈絡下，都有不同的訊息暗示，這一切都仰賴治療師透過認真學習與臨場經驗累積所培養出的敏感度加以洞識，才能找到合宜的介入方法。

　　展望未來，當我們累積更多的經驗與資料，我們或可為動勢介入三面向制訂更細緻的效標，幫助更多治療師與讀者更有效地做身體動勢之覺察。但即便如此，我們仍須強調，透過「身體」接近自我，並非在找「魔戒」或「萬靈丹」，而是在促動身體、心理之間的訊息流動，幫助發現並發揮「潛能」，迎向生命。如此一來，「自我」將能擴充為一種更大的組構狀態，我們才能將情感、情緒付諸其上，在多樣的可能性上創造與開展，厚實個人的存在。

名詞對照

前言

舞蹈治療（dance therapy）

舞蹈／動作治療（dance-movement therapy）

創造性身體律動（creative movement）

真實動作（authentic movement）

去形（de-forming）

再形（re-forming）

動勢（Dongshi）

勢（potency或tendency）

第一章

完形（gestalt）

整體（whole）

潛能（potential）

傾向（inclination）

疏離（alienate）

朵莎美提絲（Irma Dosamantes）

甘德林（Eugene T. GendlinGendlin）

賴希（Wilhelm Reich Reich）

羅溫（Alexander LowenLowen）

症狀（semiotic）

關聯性（relation）

勒溫（Kurt Lewin）

場域理論（Field Theory）

下意識（subconscious）

感知互動模式（intermodal modal）

感官形式模組（modalities）

人際之間（interpersonal）

個人內在（intrapersonal）

超個人（transpersonal）

感覺模態（modality）

橫越（transversal）

星座圖（constellation

蘇菲旋轉舞（Sufi whirling）

仿照（portray）

雀絲取向（Chacian Approach）

心理動能分類模式（psychomotor domain）

意識的轉化（the transformation of counsciousness）

第二章

體現（embodiment）

切近性（proximity）

力必多（libido）

夢影像（dream image）

擷取／介入（pick up / intervention）

自發性（spontaneity）

參照物（referent）

見得（mie）

誇張（exaggerate）

沒入（immersion）

第三章

肉身（corporeal）

動作模仿（mirroring）

動作回應（response）

雀絲（Marain Chace）

法蘭·麗薇（Fran Levy）

安娜·哈普林（Anna Halprin）

肌動心理意向（psychokinestic imagery）

雄恩·麥克尼夫（Shaun McNiff）

愛德樂（Janet Adler）

第四章

動作理論（movement theory）

拉邦（Rudolf Laban）

勁（effort）

形（shape）

空間和諧率（space harmony）

凱絲騰伯（Kesternberg Judith）

凱氏動作圖表（Kesternberg Movement Profile, KMP）

流動韻律（tension flow rhythm）

身形力度（the strength of shape flow）

身體韻律密度（the intensity of rhythm）

身體感覺強度（the strength of corporeal feeling）

巴瑞（Barre）

肌動力文本（Kinetic text）

肉身化（embodiment）

澄清（clarification）

意符（semiotic）

定錨（anchor）

第五章

治療結構（therapeutic frame）

安全氛圍（atmosphere of safety）

安全條件（conditions of safety）

羅傑斯（Carl Rogers）

馬丁・布伯（Martin Buber）

「我—你」關係（I-Thou Relationship）

「我—它」關係（I-It Relationship）

客體（object）

體現關係（embodied relationship）

重新構形（re-forming）

動作元素（movement elements）

藝術性的好玩（artistic playfulness）

身體擴展（expanding）

感覺模組（modality）

官能（sensory）

演繹（paraphrasing）

動作語彙（movement vocabulary）

動作序列（movement sequence）

碧娜・包許（Pina Bausch）

穆勒咖啡館（Café muller）

共在（being with）

第六章

竪普（Trudi Schoop）

伊凡（Blanche Evan）

艾克曼（Paul Ekman）

參照性（referential）

依附性（dependent）

母語（lalangue）

意識關照（conscious witness）

移情、同理、神入（einfühlung）

同理心（Empathy）

動覺（Kinetic）

本體覺（proprioceptive）

動覺同理（Kinesthetic Empathy）

映照／模仿（mirroring）

動作敘述（paraphrasing）

共享（Joint）

調節（attunement）

延伸閱讀

· 《動中覺察：改變動作‧改善生活‧改寫人生》（2017），
  摩謝‧費登奎斯（Moshé Feldenkrais），心靈工坊。

· 《費解的顯然：費登奎斯入門》（2016），摩謝‧費登奎斯
  （Moshé Feldenkrais），心靈工坊。

· 《靈魂的吟遊詩人：感知互動表達性治療入門》（2016），
  保羅‧尼爾（Paolo J. Knill）等，心靈工坊。

· 《醫療舞蹈治療》（2014），雪倫‧顧迪兒（Sharon W.
  Goodill），洪葉文化。

· 《真實動作：喚醒覺性身體》（2013），珍妮‧愛德樂
  （anet Adler），心靈工坊。

· 《藝術治療與團體工作：實例與活動》（2013），瑪莉安‧
  利伯曼（Marian Liebmann），張老師文化。

· 《夢的解析》（2010），西格蒙德‧佛洛伊德（Sigmund
  Freud），左岸文化。

· 《身心合一：探索肢體心靈的奧妙互動》（2009），肯恩‧

戴特沃德（Ken Dychtwald），生命潛能。

· 《身體現象學大師梅洛龐蒂的最後書寫：眼與心》
  （2007），梅洛龐蒂（Maurice Merleau-Ponty），典藏藝術家
  庭。

· 《身體部署：梅洛龐蒂與現象學之後》（2006），龔卓軍，
  心靈工坊。

· 《身體的情緒地圖》（2004），克莉絲汀·寇威爾
  （Christine Caldwell），心靈工坊。

· 《非常愛跳舞：創造性舞蹈的心體驗》（2002），李宗芹，
  心靈工坊。

· 《傾聽身體之歌：舞蹈治療的發展與內涵》（2001），李宗
  芹，心靈工坊。

心靈工坊
[PsyGarden]

對於人類心理現象的描述與詮釋
有著源遠流長的古典主張，有著素簡華麗的現代議題
構築一座探究心靈活動的殿堂
我們在文字與閱讀中，尋找那奠基的源頭

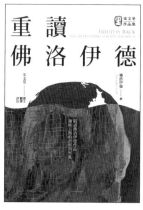

重讀佛洛伊德

作者：佛洛伊德　選文、翻譯、評註：宋文里　定價：420 元

本書選文呈現《佛洛伊德全集》本身「未完成式」的反覆思想鍛鍊過程。
本書的精選翻譯不僅帶給我們閱讀佛洛伊德文本的全新經驗，透過宋文里
教授的評註與提示，更帶出「未完成式」中可能的「未思」之義，啟發我
們思索當代可以如何回應佛洛伊德思想所拋出的重大問題。的醫療難題。

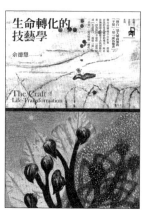

生命轉化的技藝學

作者—余德慧　定價—450 元

本書由余德慧教授在慈濟大學宗教與人文研究所開設之「宗教與自我轉
化」的課程紀錄整理而成。藉由《流浪者之歌》、《生命告別之旅》、
《凝視太陽》等不同語境文本的閱讀，余教授帶領讀者深入探討改變的機
轉如何可能，並反思、觀照我們一己生命脈絡中的種種轉化機緣。

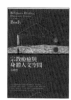

宗教療癒與身體人文空間

作者：余德慧　定價：480元

本書探討並分析不同的修行實踐，
包括靜坐、覺照、舞動、夢瑜伽等
種種宗教修行的法門，而以最靠近
身體的精神層面「身體的人文空
間」的觀點去研究各種修行之道的
「操作平台」。這本書是余德慧教
授畢生對於宗教療癒的體會及思
索，呈現其獨特的後現代視域修行
觀。

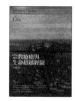

宗教療癒與生命超越經驗

作者：余德慧　定價：360元

余德慧教授對於「療癒」的思索，
從早期的詮釋現象心理學，到後來
的身體轉向，研究思路幾經轉折，
最終是通過法國後現代哲學家德勒
茲「純粹內在性」的思想洗禮，發
展出獨特的宗教療癒論述。其宗教
療癒與生命超越路線，解除教門的
教義視野，穿越不同認識論界線，
以目的之目的，激發讀者在解疆
域後的遊牧活動，尋找自身的修行
療癒之道。

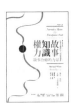

故事・知識・權力【敘事治療的力量】（全新修訂版）

作者：麥克・懷特、大衛・艾普斯頓　審閱：吳熙琄　譯者：廖世德
校訂：曾立芳　定價：360元

一九八〇年代，兩位年輕家族治療師懷特與艾普斯頓，嘗試以嶄新思維和手法，克服傳統心理治療的僵化侷限，整理出這名為「敘事治療」的新療法的理論基礎與實作經驗，寫出本書。

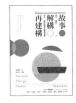

故事・解構・再建構【麥克・懷特敘事治療精選集】

作者：麥克・懷特　譯者：徐曉珮
審閱：吳熙琄　定價：450元

敘事治療最重要的奠基者，麥克・懷特過世後，長年的工作夥伴雪莉・懷特邀請世界各地的敘事治療師推薦心目中懷特最具啟發性的文章，悉心挑選、編輯，集結成本書。

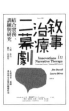

敘事治療三幕劇【結合實務、訓練與研究】

作者：吉姆・度法、蘿拉・蓓蕊思
譯者：黃素菲　定價：450元

本書起始為加拿大社會工作者度法與蓓蕊思的研究計畫，他們深受敘事治療大師麥克・懷特啟發，延續其敘事治療理念，並融合後現代思潮，提出許多大膽而創新的觀點。

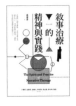

敘事治療的精神與實踐

作者：黃素菲　定價：560元

本書作者黃素菲教授以15年來深耕敘事心理學研究、教學與實務的經驗，爬梳敘事治療大師們的核心思想，並輔以圖表對照、華人案例與東方佛道思想，說明敘事治療的核心世界觀，讓奠基於西方後現代哲學的敘事理論讀來舉重若輕。

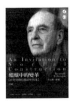

醞釀中的變革【社會建構的邀請與實踐】

作者：肯尼斯・格根
譯者：許婧　定價：450元

作者站在後現代文化的立場，逐一解構現代文化的核心信念，正反映當代社會的劇烈變革，以及社會科學研究方法論的重大轉向。這本書為我們引進心理學的後現代視野，邀請我們創造一個前景更為光明的世界。

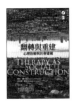

翻轉與重建【心理治療與社會建構】

作者：席拉・邁可納米、肯尼斯・格根
譯者：宋文里　定價：580元

對「社會建構」的反思，使心理治療既有的概念疆域得以不斷消解、重建。本書收錄多篇挑戰傳統知識框架之作，一同看見語言體系如何引導和限制現實、思索文化中的故事如何影響人們對生活的解釋。

關係的存有【超越自我・超越社群】

作者：肯尼斯・格根
譯者：宋文里　定價：800元

主流觀念認為，主體是自我指向的行動智者，但本書對這個啟蒙時代以降的個人主義傳統提出異議，認為我們必須超越將「個體人」視為知識起點的理論傳統，重新認識「關係」的優先性：從本質上來說，關係才是知識建構的場所。

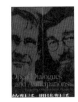

開放對話・期待對話【尊重他者當下的他異性】

作者：亞科・賽科羅、湯姆・艾瑞克・昂吉爾
譯者：宋文里　定價：400元

來自心理學與社會科學領域的兩位芬蘭學者，分別以他們人際工作中長期累積經驗，探討對話的各種可能性及實徹對話作法的不同方式。這讓本書展開了一個對話精神的世界，邀請我們虔心等候、接待當下在場的他者。

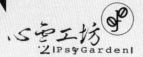

對於人類心理現象的描述與詮釋
有著源遠流長的古典主張，有著素簡華麗的現代議題
構築一座探究心靈活動的殿堂
我們在文字與閱讀中，尋找那奠基的源頭

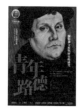

青年路德【一個精神分析與歷史的研究】

作者：艾瑞克·艾瑞克森　譯者：康綠島　審訂：丁興祥　定價：600 元

艾瑞克森因提出「認定危機」與「心理社會發展論」名響於世，這本《青年路德》是他的奠基之作，也可謂跨越史學與心理學的開創性鉅作。艾瑞克森用自己開創的理論重新解析十六世紀掀起宗教革命的馬丁·路德，刻畫了一個苦惱於自己「該是什麼樣的人」而瀕於崩潰的青年，如何一步步被心理危機推向世人眼中的偉大。

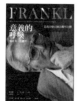

意義的呼喚【意義治療大師法蘭可自傳】（二十週年紀念版）

作者：維克多·法蘭可　譯者：鄭納無　定價：320 元

本書是意義治療大師法蘭可九十歲時出版的自傳。法蘭可繼佛洛伊德、阿德勒之後開創「第三維也納治療學派」，而他在集中營飽受摧殘，失去所有，卻在絕境中傾聽天命召喚而重生，進而開創「意義治療」，這一不凡的人生歷程帶給世人的啟發歷久彌新，讓人深深反思自身存在的意義。

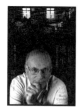

逃，生【從創傷中自我救贖】

作者：鮑赫斯·西呂尼克　譯者：謝幸芬、林說俐　定價：380元

法國心理學家西呂尼克回顧二戰期間猶太屠殺帶來的集體創傷，及身為猶太後裔的成長歷程，並以心理學角度看待受創的兒童如何展現驚人的心理韌性，與外在世界重新連結。作者在本書中展現了勇氣的例證、慷慨的精神，任何因遭逢迫害而失語緘默、迴避痛苦、佯裝樂觀的個人或群體，都能從本書中得到啟示和鼓舞。

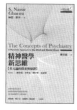

精神醫學新思維
【多元論的探索與辯證】

作者：納瑟·根米　譯者：陳登義　定價：600元

全書共24章三大部，從部一理論篇、部二實務篇，到部三總結篇，帶領讀者完整探究了精神醫學這門專業的各個面向，並建議大家如何從多元論的角度來更好地瞭解精神疾病的診斷和治療。

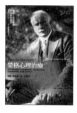

榮格心理治療

作者：瑪麗-路薏絲·馮·法蘭茲譯者：易之新　定價：380元

榮格心理實務最重要的著作！作者馮·法蘭茲是榮格最重要的女弟子，就像榮格精神上的女兒，她的作品同樣博學深思，旁徵博引，卻無比輕柔，引人著迷，讓我們自然走進深度心理學的複雜世界。

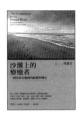

沙灘上的療癒者【一個家族治療師的蛻變與轉化】

作者：吳就君　定價：320元

《沙灘上的療癒者》是吳就君回首一生助人歷程的真情記錄。全書分為三部分，第一部呈現一位助人工作者不斷反思和蛻變的心路歷程。第二部強調助人工作最重要的核心：與人接觸、一致性、自我實踐。第三部提出家族治療師的全相視野：重視過程、看見系統、同時具備橫向與縱向的發展史觀。

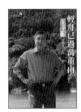

輕舟已過萬重山【四分之三世紀的生命及思想】

作者：李明亮　定價：450元

既是醫生、也是學者，更是推動國家重要醫療政策的官員，走過四分之三個世紀，李明亮卻說自己始終是自由主義的信徒。本書不僅描述了他的成長境遇、人生體悟、教育思想與生命觀念，更侃侃道來他從最初最愛的哲學出發，朝向醫學、生物學、化學，再進入物理、數學，終歸又回到哲學的歷程，淡泊明志中可見其謙沖真性情。

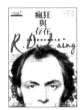

瘋狂與存在【反精神醫學的傳奇名醫R.D. Laing】

作者：安德烈‧連恩　譯者：連芯　定價：420元

集反精神醫學的前衛名醫、叛逆的人道主義者、抽大麻的新時代心靈導師、愛搞怪的瑜伽修士、失職的父親、生活混亂的惡漢與酒鬼於一身，R.D. Laing被譽為繼佛洛伊德、榮格之後最有名的心理醫生，他的反叛意識和人道主義觀點，深深影響了一整個世代的年輕治療師。

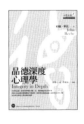

品德深度心理學

作者：約翰‧畢比　譯者：魯宓　定價：280元

完善的品德，經得住時間的考驗，也是一種持續而專注的快樂。當個人的品德在醫病關係中發展時，病患與治療師也能在過程中分享與互動。這也是所有深度心理治療的基礎。

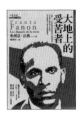

大地上的受苦者

作者：弗朗茲‧法農　譯者：楊碧川　定價：400元

弗朗茲‧法農認為種族主義並非偶發事件，而是一種宰制的文化體系，這種體系也在殖民地運作。若是不看清統治文化所帶來的壓迫效應與奴役現象，那麼對於種族主義的抗爭便是徒然。

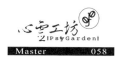

Master　　　058

動勢，舞蹈治療新觀點
Dongshi, An Innovative Dance Movement Therapy Approach
作者—李宗芹

出版者—心靈工坊文化事業股份有限公司
發行人—王浩威　總編輯—王桂花
責任編輯—趙士尊　封面設計—羅文岑　內頁排版—李宜芝
通訊地址—10684台北市大安區信義路四段53巷8號2樓
郵政劃撥—19546215　戶名—心靈工坊文化事業股份有限公司
電話—02）2702-9186　傳真—02）2702-9286
Email—service@psygarden.com.tw　網址—www.psygarden.com.tw

製版・印刷—彩峰造藝印像股份有限公司
總經銷—大和書報圖書股份有限公司
電話—02）8990-2588　傳真—02）2290-1658
通訊地址—248新北市新莊區五工五路二號
初版一刷—2018年6月　ISBN—978-986-357-121-6　定價—320元

國家圖書館出版品預行編目資料

動勢,舞蹈治療新觀點 / 李宗芹著. -- 初版. -- 臺北市 : 心靈工坊文化, 2018.05
　面；　公分

ISBN 978-986-357-121-6(平裝)

1.舞蹈治療　2.心理治療

418.986
107007167

心靈工坊 書香家族 讀友卡

感謝您購買心靈工坊的叢書，爲了加強對您的服務，請您詳填本卡，
直接投入郵筒（免貼郵票）或傳眞，我們會珍視您的意見，
並提供您最新的活動訊息，共同以書會友，追求身心靈的創意與成長。

書系編號－MA058　　　　　　　　書名－動勢，舞蹈治療新觀點

姓名＿＿＿＿＿＿＿＿＿　是否已加入書香家族？ □是 □現在加入

電話（公司）　　　　　　（住家）　　　　　　手機

E-mail　　　　　　　　　　生日　　年　　　月　　　日

地址 □□□

服務機構／就讀學校　　　　　　　　　　職稱

您的性別—□1.女 □2.男 □3.其他

婚姻狀況—□1.未婚 □2.已婚 □3.離婚 □4.不婚 □5.同志 □6.喪偶 □7.分居

請問您如何得知這本書？
□1.書店 □2.報章雜誌 □3.廣播電視 □4.親友推介 □5.心靈工坊書訊
□6.廣告DM □7.心靈工坊網站 □8.其他網路媒體 □9.其他

您購買本書的方式？
□1.書店 □2.劃撥郵購 □3.團體訂購 □4.網路訂購 □5.其他

您對本書的意見？
封面設計　　　　　□1.須再改進　□2.尚可　□3.滿意　□4.非常滿意
版面編排　　　　　□1.須再改進　□2.尚可　□3.滿意　□4.非常滿意
內容　　　　　　　□1.須再改進　□2.尚可　□3.滿意　□4.非常滿意
文筆／翻譯　　　　□1.須再改進　□2.尚可　□3.滿意　□4.非常滿意
價格　　　　　　　□1.須再改進　□2.尚可　□3.滿意　□4.非常滿意

您對我們有何建議？

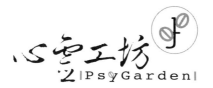

心靈工坊
[PsyGarden]

台北市106 信義路四段53巷8號2樓
讀者服務組　收

免　　貼　　郵　　票

（對折線）

加入心靈工坊書香家族會員
共享知識的盛宴，成長的喜悅

請寄回這張回函卡（免貼郵票），
您就成為心靈工坊的書香家族會員，您將可以——

⊙隨時收到新書出版和活動訊息

⊙獲得各項回饋和優惠方案